Travail fait au Laboratoire thérapeutique de l'Université de Genève.

CONTRIBUTION A L'ÉTUDE

DE

L'ACTION DE LA DIGITALE

ET DU

NITRATE DE POTASSE

SUR LES

GANGLIONS SYMPATHIQUES DU CŒUR

PAR

EUGÉNIE FARMAKOVSKY

De Russie, Gouvernement de Simbirsk.

THÈSE INAUGURALE

présentée à la Faculté de Médecine de Genève pour obtenir le grade de Docteur en Médecine.

GENÈVE

IMPRIMERIE J. STUDER, ROND-POINT DE PLAINPALAIS. 3

1900

La Faculté de Médecine autorise l'impression de la présente thèse, sans prétendre par là émettre d'opinion sur les propositions qui y sont énoncées.

Le Doyen de la Faculté :

D^r Ad. D'ESPINE.

Genève, le 8 Juin 1900.

PRÉFACE

Avant d'entrer dans l'exposition de notre sujet nous tenons à exprimer notre profonde reconnaissance à M. le professeur Mayor qui nous a donné l'idée de ce travail et qui, avec son amabilité habituelle et ses bons conseils, nous a guidé pendant son accomplissement; nous le remercions aussi pour les dessins qu'il a eu l'extrême obligeance de faire.

Nous prions M. le professeur Zahn de bien vouloir accepter l'expression de notre gratitude la plus sincère pour nous avoir accordé la permission d'exécuter dans son laboratoire la partie histologique de ce travail et pour la bienveillance et la sollicitude avec lesquelles il nous a accueillie. Ses conseils théoriques et pratiques, ses encouragements qui nous étaient si nécessaires, nous ont été extrêmement précieux, ainsi que l'obligeance qu'il a eue de mettre à notre disposition certains livres de sa bibliothèque.

Que M. le professeur Chodat veuille bien agréer nos remerciements les plus sincères pour l'amabilité qu'il a mise pour nous permettre d'employer son microtome pendant la première période de cette étude histologique.

Enfin, nous adressons tous nos remerciements et l'hommage de notre reconnaissance à MM. les professeurs Prévost et Joh. Martin pour l'obligeance qu'ils ont eue de mettre à notre disposition certains livres de leurs bibliothèques.

INTRODUCTION

Le mécanisme de l'action de la digitale sur le cœur a beaucoup intéressé les physiologistes et les thérapeutistes.

La majorité des auteurs s'accorde maintenant, en ce qui concerne son action directe, sur le muscle cardiaque ; mais quant à son influence sur l'appareil nerveux du cœur. la question est encore controversée.

Les uns lui reconnaissent une influence sur le centre des nerfs frénateurs du cœur ; les autres sur les terminaisons intracardiaques de ces nerfs ; d'autres, enfin, admettent cette double action compliquée d'une influence sur les centres vaso-moteurs.

Dernièrement François Franck (18) est arrivé à la suite de ses recherches sur la digitale, à cette conclusion que cette substance agit non seulement sur le myocarde et les nerfs vagues, mais aussi sur les nerfs accélérateurs.

Plus tard Kamenski (30) expérimentant sur le cœur du chien isolé de l'influence du système nerveux central par la section de la moelle et des vagues, admit que l'action de la digitale ne se porte d'une manière directe que sur le myocarde. Le centre du vague n'est point excité et ses terminaisons périphériques ainsi que les ganglions cardiaques modérateurs ne sont excités, puis paralysés qu'indirectement, par suite de la lutte contre l'action systolique exagérée et l'action habituelle ou quelquefois plus énergique des nerfs accélérateurs. Cette opinion avait été déjà exprimée auparavant par Schmiedeberg (55), mais simplement sous forme d'hypothèse.

La question de l'action de la digitale sur les ganglions sympathiques intracardiaques n'est donc pas définitivement élucidée.

On pouvait se demander si des recherches histologiques portant sur ces ganglions après qu'ils auraient été influencés par la digitale ne pourraient pas apporter une certaine lumière dans cette question controversée, surtout si l'on appliquait à ces recherches les méthodes qui sont en état de déceler les modifications intimes de la structure cellulaire.

Deutsch et Konrad (11) ont déjà suivi cette voie, en examinant le cœur d'un chien intoxiqué par la digitale et en utilisant la méthode de Nissl qui est considérée, à notre époque, comme une de celles qui nous renseigne sur la structure fine de la cellule nerveuse.

Notre travail a pour but tout d'abord de vérifier, en quelque sorte, les résultats obtenus par Deutsch et Konrad, en faisant porter nos recherches sur un plus grand nombre d'animaux. C'est ce qui nous a amené à choisir le lapin comme sujet d'expérience.

Nous avons fait, en outre, des recherches comparatives avec le nitrate de potasse, dont l'action sur le cœur qui avait été identifiée par Traube à celle de la digitale, en diffère, néanmoins, par certains caractères essentiels, ainsi que cela a été démontré ulterieurement.

Mais pour étudier les modifications pathologiques des cellules nerveuses ganglionnaires du cœur du lapin, il fallait nous renseigner d'abord sur leur structure à l'état normal. Ceci était d'autant plus nécessaire qu'au moment où nous commencions notre travail il n'existait encore dans la littérature aucune description de la cellule sympathique du cœur du lapin étudié à l'état normal et au moyen de la méthode de Nissl.

Notre travail se divisera donc en deux parties :

I. *Recherche sur la structure des cellules nerveuses sympathiques du cœur normal du lapin ;*

II. *Etat anatomique de ces mêmes cellules après que le cœur a été influencé par la digitale ou par le nitrate de potasse.*

PREMIÈRE PARTIE

Structure des cellules des ganglions sympathiques du cœur normal.

CHAPITRE I

Topographie des ganglions du cœur.

Le premier point à établir était la région du cœur où nous avions le plus de chance de retrouver des masses ganglionnaires, celle, par conséquent, que nous devions recueillir pour que les coupes que nous y allions pratiquer nous montrassent, en assez grand nombre, des cellules nerveuses sympathiques.

Les ganglions sympathiques du cœur ont été décrits pour la première fois en 1844 par Remak, qui les avait vus à l'œil nu dans le cœur du veau sur la paroi antérieure des oreillettes au niveau des orifices de l'aorte et de l'artère pulmonaire et dans la cloison interventriculaire. Pour s'assurer de la nature nerveuse de ces petits renflements blancs il avait employé un faible grossissement (20 fois).

Plus tard KOLLIKER reprit la question de la localisation des ganglions cardiaques chez les mammifères, notamment chez l'homme, et arriva à cette conclusion que leur disposition est la même que chez le veau, c'est-à-dire telle qu'elle avait été décrite par REMAK.

En 1872 SCHKLARESKY publia les résultats de ses recherches sur la disposition des ganglions cardiaques chez les mammifères (entre autres chez le lapin) et chez les oiseaux. D'après lui, on les trouve dans le sillon et dans la cloison interauriculaires à l'exclusion de la région centrale de cette dernière où ils manquent chez tous les animaux qu'il a examinés. Il existe aussi des ganglions au niveau du sillon auriculoventriculaire, et sur les nombreuses branches nerveuses qui se perdent dans la musculature des oreillettes. En outre chez les mammifères, certaines masses ganglionnaires (et ce sont les plus volumineuses) se rencontrent près de l'embouchure de la veine cave supérieure.

La présence des ganglions sympathiques dans la cloison interauriculaire du cœur des mammifères a été affirmée aussi par WASSILIEFF, par EISENLOHR, par ARNSTEIN (pour ce dernier auteur chez le lapin), par HEYMANS et DEMOOR.

Au contraire, KOTLAREVSKY, W. HIS jun. et JAQUES les trouvent dans le sillon interauriculaire. RANVIER et VIGNAL décrivent, tous deux chez le lapin, les masses principales des ganglions sympathiques comme situées dans le voisinage de l'embouchure des veines ; mais ils admettent qu'ils se rencontrent surtout près de l'orifice des veines pulmonaires ; tandis qu'au contraire, DOGIEL et OTT les placent surtout dans le voisinage de l'embouchure de la veine cave. SCHWARZ, lui, les trouve sur la paroi postérieure de l'oreillette, surtout du côté gauche de la cloison. Enfin, l'on a trouvé aussi des ganglions : 1° dans la partie postérieure du sillon auriculo-ventriculaire (RANVIER, VIGNAL, EISENLOHR, JAQUES, HEYMANS et DEMOOR) ; 2° dans la partie antérieure de ce même sillon, à la naissance de l'aorte et de l'artère pulmonaire (DOGIEL, W. HIS jun., OTT) ; 3° dans le tiers, ou même dans la moitié supérieure de la paroi des ventricules (RANVIER, VIGNAL, JAQUES).

Comme on le voit, les auteurs ne sont pas tous d'accord en ce qui concerne la situation des ganglions intracardiaques, et les divergences ne proviennent pas toujours de ce que les études ont été faites sur des espèces différentes : car on les retrouve entre auteurs différents s'occupant d'une seule et même espèce animale. La majorité d'entre les anatomistes place cependant les masses principales des ganglions dans le sillon interauriculaire ou dans la cloison interauriculaire elle-même, souvent dans les deux à la fois, ainsi qu'au niveau du sillon auriculo-ventriculaire. Certains d'entre eux signalent aussi leur existence dans le voisinage de l'embouchure des grosses veines, et dans la partie supérieure des ventricules.

Quand on examine exclusivement ce qui a été dit de la topographie des ganglions du cœur du lapin, les divergences d'opinion sont semblables. RANVIER et VIGNAL trouvent les masses nerveuses au voisinage des embouchures des veines, surtout des veines pulmonaires : SCHKLAREVSKY, ARNSTEIN, HEYMANS et DEMOOR les placent dans les cloisons interauriculaires.

En face de cette discordance entre les résultats des différents auteurs, et pour être sûre de ne pas laisser échapper les masses ganglionnaires, nous avons procédé de la manière suivante : chez le lapin normal fraîchement tué par section des carotides ou par piqûre au bulbe, nous extirpions le cœur ; par deux sections latérales et parallèles, à l'axe de l'organe, nous réunissions les cavités des ventricules et des oreillettes. Puis nous découpions la cloison interauriculaire de manière à enlever avec elle : *en avant*, un petit morceau de la paroi de l'aorte ; *en arrière et en bas*, le sillon auriculo-ventriculaire sur une certaine étendue ; *en haut*, les parties immédiatement adjacentes des parois auriculaires. En outre, nous recueillions à part ce qui restait de la paroi supérieure de l'oreillette gauche : puis un petit fragment au voisinage de l'orifice de la veine cave inférieure ; et, enfin, une partie du sillon auriculo-ventriculaire au niveau de l'orifice de l'aorte et de l'artère pulmonaire.

C'est dans les morceaux provenant de la cloison interauriculaire ainsi excisée que nous avons trouvé les masses ganglionnaires les plus nombreuses et les plus volumineuses, tandis que les autres fragments n'en contenaient que très peu ; et, encore, n'était-ce que de petits ganglions, ou même des cellules isolées.

CHAPITRE II

Méthode de préparation.

Les parties destinées à l'examen étaient divisées en petits fragments de 4-5 millimètres de côté, afin de faciliter la pénétration du liquide fixateur. Ces fragments étaient traités suivant la méthode de Nissl n° 2 (exposée en 1882), d'après la description de Kahlden et avec la modification qu'il indique en ce qui concerne le montage des coupes. Ils étaient donc placés dans de l'alcool à 70°, où ils restaient 24 heures ; puis on les transportait successivement dans de l'alcool à 80°, puis à 90°, et dans chacun ils demeuraient 24 heures ; enfin ils séjournaient pendant 48 heures dans l'alcool absolu et pendant 24 heures dans un mélange à parties égales d'alcool-éther. L'inclusion se faisait dans la celloïdine. Les coupes, d'une épaisseur de 7-20 mm., étaient faites au microtome de Schanze ; pour la coloration des coupes, on employait la solution de bleu de méthylène préparée d'après la formule :

Bleu de méthylène B (pat. Grübler) . .	3,75 gr.
Savon de Venise	1,75 »
Eau	1000 »

La solution était chauffée au bec de gaz (flamme très faible) jusqu'à l'apparition de petites bulles. On éloignait alors la solution de la flamme, et on y mettait les coupes, légèrement desséchées préalablement au moyen de papier buvard. Elles y restaient jusqu'à refroidissement complet. Puis elles étaient transportées dans un mélange d'alcool et d'huile d'aniline :

Alcool à 90 ou 95°	90 cc.
Huile d'aniline.	10 cc.

où elles restaient quelques secondes jusqu'au moment où elles perdaient leur coloration bleu foncé et devenaient franchement bleues. On les deshydratait dans l'alcool absolu pendant quelques secondes, on les disposait sur le porte-objet, on desséchait avec du papier de soie et on éclaircissait avec l'huile de cajeput (comme le recommandent Gold-

SCHNEIDER et FLATAU). L'huile, promptement enlevée, on arrosait avec le xylol, qu'on pompait à son tour avec le papier de soie, et enfin on montait au baume de Canada. Un certain nombre des fragments de cœurs ont été fixés dans de l'alcool à 95°, où ils restaient pendant deux jours (l'alcool était changé après 24 heures); puis alcool absolu, inclusion, coloration et montage comme ci-dessus. Nous n'avons constaté aucune différence, quant à la netteté des images, entre les résultats de ces deux modes de fixation.

Un certain nombre des morceaux fixés par l'alcool à 95° ont été coupés, après congélation, sur la platine du microtome, sans inclusion dans la celloïdine. Entre un quart d'heure et quatorze heures d'avance, ces morceaux étaient plongés dans une solution de formol à 1 %, comme le recommande Benda. Ce procédé nous a donné des résultats moins satisfaisants : les coupes étaient plus épaisses, ordinairement de 20 mm., d'un maniement plus difficile ; les différentes manipulations, auxquelles on est obligé de les soumettre pendant la coloration et le montage, occasionnaient une perte considérable des parties constituantes de la coupe.

Une tentative pour couper les fragments fixés dans l'alcool à 95°, sans recourir à l'inclusion, ni à la congélation, et après les avoir simplement collés sur bois, n'a pas réussi.

CHAPITRE III

Description de la cellule ganglionnaire du cœur à l'état normal.

L'application de la méthode de Nissl à l'étude de la cellule sympathique normale a permis de pénétrer dans la connaissance de sa structure intime plus avant que ne l'avaient pu faire les auteurs qui travaillaient avec les anciennes méthodes (acide acétique, serum iodé, chlorure d'or, ac. osmique, picrocarminate d'ammoniaque, etc.). Ceux-ci décrivaient la cellule sympathique, et d'ailleurs toutes les autres cellules nerveuses, comme formées d'une masse protoplasmique parsemée de petites granulations et pourvue de stries ou de filaments qui, d'après certains auteurs, s'anastomosaient entre eux et même avec les granulations. Les cellules, multipolaires pour certains auteurs, sont, pour d'autres, simplement uni ou bipolaires. *(Remak, Arndt, Max Schulze, Ranvier, Schwalbe, Guye, Vignal, Arnstein, Kasem-Beck).*

Les auteurs qui ont employé la méthode de Golgi et d'Ehrlich *(Kölliker, Sala, Retzius, Ramon y Cajal, v. Lenhossek, Van Gehuchten*, pour le système sympathique en général : *Jaques, Dogiel, Heymans et Demoor* pour le sympathique du cœur en particulier) ont confirmé l'existence des cellules multi, bi et unipolaires.

Comme on le sait, avec la méthode Nissl le protoplasma de la cellule nerveuse ne se colore pas en totalité. Une partie seulement de cette substance devient d'un bleu intense (subst. chromophile ou chromatique) ; le reste du protoplasma et le noyau (à l'exclusion du nucléole qui, lui aussi, est d'un bleu foncé) restent incolores ou se colorent en un bleu excessivement pâle. Les formes et la disposition qu'affecte la substance chromatique, d'après Nissl, sont différentes suivant le type cellulaire que l'on considère ; cette disposition et ces formes sont, dans leurs traits principaux, constantes pour le même type cellulaire. C'est ce qui distingue cette méthode des anciens procédés de coloration qui amenaient à concevoir une structure en quelque sorte univoque de la cellule nerveuse.

On pouvait s'attendre à voir les cellules sympathiques présenter une structure caractéristique qui les rattacherait à un ou plusieurs types cellulaires appartenant à d'autres parties du système nerveux, d'autant plus que les recherches faites avec les méthodes d'Ehrlich et Golgi leur attribuent une ressemblance de configuration avec les cellules cérébro-spinales. Peut-être aussi les verrait-on former un ou plusieurs types particuliers.

Lorsque nous avons entrepris le présent travail, nous n'avions, pour nous donner quelques indications sur l'aspect que doivent présenter, dans leur état normal, les cellules sympathiques intracardiaques du lapin traitées par la méthode de Nissl, que les travaux de certains auteurs qui avaient étudié la cellule de la chaine sympathique du lapin d'une part, et, d'autre part, qu'un petit nombre de résultats acquis sur la cellule nerveuse cardiaque, mais non point chez le lapin.

Ce n'est que récemment (1899) qu'a paru un travail de Schmidt qui, comme nous le verrons, a étudié la cellule ganglionnaire du cœur du lapin et qui est arrivé à des résultats assez semblables à ceux que nous ont donné nos préparations.

I. Le ganglion cervical supérieur du lapin a été étudié par Vas, Lambert, Mann, Brückner ; Mann se sert en outre, pour sa description, d'examens faits sur le chat. Brückner, de préparations de ganglions humains. Lorsqu'on examine leurs résultats, on est frappé du fait que, tandis que Vas et Lambert notent que les masses chromatiques ne prennent jamais cette forme de bâtonnet qu'elles affectent dans les cellules médullaires ; Mann, au contraire, les décrit comme affectant la forme de courts bâtonnets, et Brückner aussi admet que les granulations se réunissent parfois à la périphérie pour former de courts bâtonnets. Mais bien qu'au premier abord les autres divergences paraissent nombreuses, on ne tarde pas à s'apercevoir que tous admettent que ces cellules sont fortement granuleuses, qu'elles contiennent une quantité considérable de fines granulations, mais que, tandis que, pour Vas, il existe en assez grande quantité des masses chromatiques arrondies, volumineuses, pour Brückner, ce n'est qu'en petit nombre qu'apparaissent ces bâtonnets qui résultent, selon lui, de l'agrégation des granulations.

Tous, par contre, sont d'accord sur ce fait que les granulations sont plus abondantes à la périphérie de la cellule. Seul, Lambert ne considère pas cette disposition comme constante.

C'est dans cette région périphérique que Vas place ses grosses granulations ; elles s'y disposent en couches concentriques : puis, autour du noyau, apparaît de nouveau une zone de granulations moins volumineuses [1]. Cette dis-

[1] Une figure de l'auteur montre, cependant, quelques grandes granulations entourant le noyau.

position en couches concentriques, Koster, qui admet que la cellule sympathique est identique à la cellule des ganglions spinaux, la reconnaît en lui donnant comme centre le noyau. Celui-ci, d'après cet auteur, serait double dans la cellule sympathique. Mais malgré cette manière de voir, Köster constate, avec les auteurs que nous venons de mentionner, que dans les cellules sympathiques, les couches périphériques sont notablement plus granuleuses. Enfin il nous faut faire remarquer — parce que nous le retrouverons dans nos propres préparations — le fait indiqué par Brückner, que la cellule sympathique possède un noyau périphérique, et que, dans les angles compris entre les contours de ce noyau et ceux du corps cellulaire, s'accumulent presque toujours des masses chromatiques volumineuses.

Les auteurs qui ont donné, avant Schmidt, une description des cellules nerveuses cardiaques, sont au nombre de trois : Schwarz, qui décrit la cellule du rat ; Deutsch et Konrad, qui figurent celle du chien ; N. Winogradoff, qui s'est adressé aux enfants nouveaux-nés (9 jours à 3 mois).

Schwarz note un amas chromatique autour du noyau. Deutsch et Konrad, N. Winogradoff trouvent les granulations accumulées en plus grande quantité en deux zones : à la périphérie d'une part, et autour du noyau, d'autre part.

Dans l'intervalle, selon Deutsch et Konrad, il n'existe que quelques rares petites granulations et de nombreux flocons ; tandis que dans certaines des préparations de N. Winogradoff les blocs granuleux irréguliers, empiétant sur cet espace intermédiaire, finissent quelquefois par occuper tout le corps cellulaire.

Notons encore ce détail, indiqué par Winogradoff, et que nous allons retrouver dans nos préparations : A la périphérie de la cellule, en dehors de la première couche granuleuse, il existe un espace très mince où la substance reste homogène, dépourvue de toute granulation, et se colore en bleu pâle uniforme. Un espace de même nature se retrouverait autour du noyau.

II. Enfin le travail récent de Schmidt, qui décrit les cellules sympathiques des ganglions du cœur du lapin après fixation avec le liquide de Flemming et coloration à l'hématoxyline-éosine, nous intéresse plus directement. Schmidt rencontre dans le même ganglion des cellules claires et des cellules foncées. Dans les grandes cellules, les blocs chromatiques se trouvent dans une partie de la zone périphérique du protoplasma, partie dans laquelle se rencontrent aussi le noyau et les granulations. Celles-ci sont abondantes surtout dans le voisinage du noyau.

Au contraire, à l'extrémité cellulaire opposée à celle où se trouve le noyau, les blocs chromatiques font complètement défaut. La partie centrale qui répond à la plus grande étendue du corps cellulaire a l'aspect finement granuleux ; et ces granulations deviennent plus volumineuses et plus foncées lorsqu'on approche du noyau. Pour l'auteur, ces fines granulations centrales, qu'il appelle miettes (Krümchen), n'ont rien de commun avec les blocs chromatiques périphériques. Il ne se prononce pas, néanmoins, sur le fait de savoir si les *miettes*, plus grosses, qui avoisinent le noyau sont de même nature que les *blocs*.

III. Examinées à un grossissement faible ou moyen, nos propres préparations nous montrent les masses ganglionnaires colorées en bleu intense. Leur volume est variable, car elles sont formées de 2-4-10-20-80 cellules nerveuses. Les tissus environnants (conjonctif, graisseux ou musculaire) sont colorés en bleu pâle : sur ce fond se détachent les noyaux des cellules conjonctives, qui sont de couleur bleu foncé.

Les cellules ganglionnaires sont plongées dans un stroma conjonctif plus ou moins serré et plus ou moins riche en noyaux. Chacune d'entre elles est entourée, ici comme ailleurs, d'une capsule conjonctive qui lui adhère intimement et qui est pourvue de noyaux, lesquels sont pâles dans les préparations traitées par la méthode de Nissl ; souvent même ils ne sont pas du tout visibles. Ils sont, par contre, très visibles dans les préparations fixées par le sublimé et colorées à l'éosine-bleu de méthylène (ou de toluidine).

Ces cellules sympathiques sont de formes très diverses : rondes, ovales, polygonales, piriformes, fusiformes. Leurs dimensions sont aussi très variables ; elles oscillent entre 10-15 mm. et 20-30 mm. Les prolongements cellulaires ne se colorent point ; ils restent par conséquent invisibles.

Examiné à un *fort grossissement*, avec un objectif à immersion par exemple, le corps cellulaire se montre composé de parties blanches ou légèrement bleuâtres (substance fondamentale ou achromatique) et de parties colorées en bleu foncé (substance chromophile ou chromatique). Cette dernière substance affecte ici tantôt la forme de granulations rondes, quelquefois anguleuses, de volume très inégal ; tantôt la forme de bâtonnets courts et en apparence homogènes ; tantôt enfin celle de masses irrégulières rappelant les gros flocons de neige formés de plusieurs masses cristallines réunies entre elles sans symétrie définie. Ici, les cristaux sont représentés par des granulations fines et à contours peu nets.

Les granulations les plus grosses, et les bâtonnets, se disposent à la périphérie de la cellule sous forme d'un anneau laissant parfaitement libre de toutes granulations une zone très étroite au bord même de la cellule. Cet anneau est composé de plusieurs couches concentriques, quelquefois très régulières. Ces grosses granulations s'amassent en grand nombre dans les angles rentrants que limitent les bords de la cellule et ceux du noyau lorsque ce dernier est excentrique. En pareil cas, la partie du noyau tournée vers le centre de la cellule n'est entourée que par une couche peu épaisse de grandes granulations ; souvent celles-ci sont d'un volume moindre que les masses chromatiques périphériques ou bien elles sont rares et très espacées. De temps à autre, on peut rencontrer des cellules où ces granulations périnucléaires manquent complètement.

Si le noyau est double et excentrique, on trouve cette même disposition aux deux extrémités de la cellule. Si le noyau est central, l'anneau périphérique est plus régulier ; il est composé de grandes granulations disposées en un certain nombre de couches peu régulières. Quelquefois cependant le nombre de ces granulations est très minime, si bien qu'il serait difficile alors de leur donner le nom d'*anneau* périnucléaire.

L'espace qui reste entre l'anneau périphérique et l'anneau périnucléaire ou, si le noyau est excentrique, la partie centrale de la cellule, a un aspect plus clair. Il est abondamment semé de granulations très fines, souvent réduites à n'être plus qu'une sorte de poussière. Dans ce dernier cas, on reconnait néanmoins, éparses sur toute l'étendue de cet espace relativement clair, quelques granulations un peu plus volumineuses. Toutes ces fines granulations sont disposées sans aucun ordre déterminé.

On rencontre enfin des cellules, le plus souvent de petites dimensions, dans lesquelles les granulations ou les bâtonnets semblent se répartir uniformément sur tout le corps cellulaire.

Les cellules dans lesquelles la substance chromatique affecte la forme floconneuse présentent une disposition particulière, rappelant un réseau à mailles très régulières et très étroites, entre lesquelles s'ouvrent de petits espaces souvent ronds, incolores, ou légèrement bleuâtres. Ce réseau et les espaces clairs limités par ses mailles, sont surtout apparents dans les parties périphériques de la cellule. Dans ces cellules, on trouve aussi la disposition en deux anneaux ; mais l'anneau périnucléaire est formé par de petites granulations disposées d'une manière très serrée et qui n'affectent point la disposition en réseau.

On peut rencontrer enfin, *très exceptionnellement*, des cellules où l'anneau périphérique est aminci et même interrompu sur une petite étendue.

Toutes ces variétés de cellules, notons-le bien, peuvent coexister dans la même préparation, en sorte qu'un coup d'œil d'ensemble à un faible grossissement nous montre, à côté de cellules très foncées, d'autres qui sont très peu colorées, d'autres encore qui semblent tenir le milieu entre ces deux types extrêmes. Le noyau des cellules sympathiques cardiaques du lapin est en général unique. Néanmoins, les cellules à double noyau sont loin d'être rares. Dans une de nos préparations il nous est arrivé de trouver une cellule à trois noyaux, ceux-ci de forme et de volume égaux. Ce fait avait été constaté aussi par Apolant et par Mann ; ce dernier a même vu des cellules à quatre noyaux.

Le noyau peut occuper le centre de la cellule ou être excentrique. Dans ce dernier cas, il proémine même quelquefois sur le bord cellulaire. S'il y a deux noyaux, ils se placent le plus souvent aux extrémités opposées de la cellule ; d'autres fois, leur disposition n'offre aucune régularité. Le volume du noyau varie entre 6,6 μ., 10 μ., 11,6 μ. Avec la méthode de Nissl, on ne distingue aucune structure du karioplasma. Si, au contraire, on fixe au sublimé et colore à l'hématoxyline-fer, on fait apparaître de fines trabécules, étendues entre le nucléole et la membrane nucléaire.

Le nucléole se présente sous la forme d'une tache ronde, de couleur bleu foncé. Ses dimensions varient entre 1,6 μ., 2 μ., 3 μ. On en rencontre, dans le noyau, tantôt un seul, tantôt deux ou même trois. Ils sont alors de même taille ou, au contraire, de taille différente.

Si le nucléole est seul, il occupe le centre du noyau; s'il en existe plusieurs, ils se disposent en une seule ligne au cas où ils sont de même dimension ; dans le cas contraire, le plus gros se place au centre et les autres se disposent de côté et d'autre.

DEUXIÈME PARTIE

Description de la cellule sympathique du cœur chez le lapin intoxiqué par la digitale ou par le nitrate de potasse.

Avant d'entreprendre la description de l'aspect que prennent, lorsqu'on les traite par la méthode de Nissl, les cellules ganglionnaires cardiaques d'un animal qui a subi l'action toxique de la digitale ou du nitrate de potasse, nous devons nous demander quel ordre de lésions nous pouvons nous attendre à rencontrer en pareil cas.

Pour en avoir une idée, il nous faut passer rapidement en revue les altérations pathologiques qu'en diverses circonstances on a pu rencontrer dans la cellule nerveuse intracardiaque.

CHAPITRE I

La cellule nerveuse des ganglions du cœur examinée à l'aide des anciennes méthodes de coloration.

Les recherches entreprises avec l'aide des anciennes méthodes de coloration sur les ganglions cardiaques ne pouvaient donner des résultats que lorsqu'on se trouvait en présence d'altérations relativement grossières. On est étonné, néanmoins, du nombre des cas dans lesquels ces altérations ont été constatées. Ce sont, le plus souvent, la tuméfaction trouble, les dégénérescences albumineuse, hyaline, granulo-graisseuse, pigmentaire, que l'on trouve notées en pareil cas[1]: puis c'est la nécrose [2] et la vacuolisation des cellules [3] : c'est encore la diminution de volume, du noyau, sa déformation, sa disposition[4]. Ailleurs, ou concurremment avec les lésions précédentes, nous trouvons décrites des altérations des cellules limitantes de la gaine péricellulaire [5], ou des lésions du tissu conjonctif ganglionnaire (infiltrations de cellules embryonnaires, prolifération cellulaire, hémorrhagies interstitielles [6]), ou bien enfin des lésions des parois vasculaires [7].

Il est vrai que Hale Withe, dans différentes affections du cœur, du poumon et du rein ne trouve point de modi-

---

[1] Iwanowsky, Dans un cas de typhus exenthématique. — K. Winogradoff, Pneumonie lobaire, péricardite, affections chroniques du cœur. — Wetwinsky, Diphtérie et septicémie. — Pouschkareff, Typhus recurrens. — Poutjatin, Affections chroniques du cœur. — Koplewski, Affections cardiaques chroniques, cachexie cancéreuse. — Kossowitsch, Paralysie générale. — Wassilieff, Rage humaine. — Ott, Différentes maladies du cœur, du poumon, du rein ; carcinoma ; fièvre typhoïde ; ictère ; intoxication par le phosphore. — Romberg, Fièvre typhoïde, scarlatine, diphtérie. — N. Winogradoff, Syphilis congénitale.

[2] Natanson, Typhus recurrens.

[3] Tscholowsky, Béri-béri. — Kossovitsch. — Winogradoff, N.

[4] Wassilieff. — Tscholowsky. — Kossowitsch. — Ott. — Romberg. — Winogradoff, N.

[5] Pouschkareff. — Wassilieff.

[6] Poutjatin. — Kossovitsch. — Kousnezow, Endocardite aiguë et subaiguë. — Wassilieff. — Ott. — N. Winogradoff.

[7] Wetwinsky, Diphtérie. — Kossowitsch.

fication dans les ganglions du cœur ; que Uskow, dans les hypertrophies cardiaques, le mal de Bright, l'emphysème pulmonaire, ne rencontre rien dans les cellules ou seulement un épaississement des capsules avec prolifération de leurs noyaux.

Etant donné l'objet de nos recherches, il est plus intéressant pour nous de voir ces mêmes lésions mentionnées dans certains cas d'intoxication :

Avec le *chloroforme* par exemple :

K. Winogradoff ayant examiné les ganglions cardiaques de deux cas de mort par narcose chloroformique et ayant entrepris des recherches expérimentales comparatives sur le chien, le lapin, le rat et la grenouille, constata la dégénérescence albumineuse des cellules nerveuses, quelquefois l'état granuleux de leur noyau, dont les contours deviennent irréguliers.

Ott, dans les mêmes circonstances, retrouve les mêmes lésions mais observe en outre la dégénérescence graisseuse des cellules, l'augmentation de volume de leur noyau et la présence de masses finement granuleuses dans les espaces péricellulaires.

Botscharow, dans ses expériences sur le chien et le lapin, trouve, lorsque la mort survient après une narcose unique, la dégénérescence albumineuse et graisseuse des cellules nerveuses du cœur ; leurs noyaux sont indistincts ou rendus invisibles. Dans les cas où la narcose fut répétée, il observa en outre la vacuolisation des cellules nerveuses et l'infiltration du stroma ganglionnaire.

Avec le chlorate de potasse, les expériences d'Afanassief, faites sur les chiens, lui montrent, dans l'intoxication aiguë, la dégénérescence albumineuse et la vacuolisation de la cellule nerveuse ; dans l'intoxication chronique les mêmes modifications, qui sont alors plus prononcées et auxquelles s'ajoutent l'apparition de grandes granulations dans les noyaux et la dégénérescence hyaline des capillaires ganglionnaires.

Avec *la cocaïne*, K. Winogradoff constate dans les ganglions cardiaques de l'homme la dégénérescence albumineuse dans une partie des cellules sympathiques, l'irritation du stroma ganglionnaire et une faible dégénérescence albumineuse de l'endothélium des cellules.

Santschewsky, dans l'intoxication aiguë par la même substance, trouve aussi la dégénérescence albumineuse de certaines cellules sympathiques et le gonflement de l'endothélium des capsules ; dans les cas d'intoxation chronique, la dégénérescence albuminoïde est plus prononcée ; en outre apparaît l'état vacuolaire de la périphérie de la cellule nerveuse, laquelle se déforme.

Dans les recherches sur *l'intoxication par les acides minéraux*, Kassowski, dans ses expériences sur le chien, constate le gonflement, l'état granuleux puis vacuolaire, et enfin la nécrose des cellules sympathiques cardiaques. *L'asphyxie* donne à Korolew, qui la produit mécaniquement chez le chien, la dégénérescence albumineuse et graisseuse des cellules nerveuses intracardiaques et l'obscurcissement de leurs noyaux. Enfin Statkewitsch trouve chez un lapin soumis à l'inanition, mais pouvant boire à discrétion, les cellules sympathiques du cœur en état de dégénérescence graisseuse et vacuolaire. Le noyau est quelquefois comprimé par les vacuoles, et diminue de volume. La chromatine est distribuée d'une manière irrégulière (coloration ac. picrique, safranine, ac. osmique).

Mais on sait combien sont vagues, peu convaincants en général, les résultats que l'on obtient lorsqu'on étudie les modifications de la cellule nerveuse au moyen des anciennes méthodes de coloration. Aussi comprend-on qu'on ait cherché des procédés plus perfectionnés, permettant de pénétrer plus avant dans l'étude des modifications que la constitution intime de ces cellules peut subir, soit sous l'influence des maladies, soit sous celle des toxiques d'origine chimique.

CHAPITRE II

La cellule nerveuse examinée par la méthode de Nissl, au cours des intoxications.

De nombreuses recherches dans lesquelles on a utilisé dans ce but, soit la méthode de Nissl, soit d'autres procédés, qui donnent des résultats semblables, ont été entreprises au cours de ces dernières années. L'examen a porté, dans la majorité des cas, sur les cellules du système nerveux central, assez souvent aussi sur les cellules des ganglions spinaux, tandis que le nombre des travaux étudiant l'état des cellules sympathiques, et surtout celui des cellules sympathiques des ganglions du cœur, est resté très limité.

Ce qui nous intéresse ici, puisque nous nous occupons d'une action médicamenteuse, c'est de rappeler en quelques mots les résultats que l'on a obtenu avec ces méthodes, lorsqu'on étudie la structure de la cellule nerveuse prise en général chez les animaux soumis à l'influence d'un médicament ou d'un poison : puis de relever en plus grands détails les recherches de quelques auteurs qui ont pris pour objet de leurs études la cellule ganglionnaire cardiaque.

Mais lorsqu'on passe en revue les nombreux travaux qui portent sur la cellule nerveuse (cérébrale, cérébelleuse, médullaire, sympathique) au cours des intoxications, on est frappé de certaines discordances entre les résultats annoncés. Tel auteur ne remarque rien là où tel autre décrit une lésion : ailleurs, ce qui est, pour l'un, lésion, devient, pour l'autre, simple modification physiologique de l'aspect de la cellule. Et l'on reste convaincu, une fois la revue terminée, que nous n'en sommes pas encore arrivés à connaître suffisamment les figures qu'imposent à ces cellules nerveuses, traitées par la méthode de Nissl, les modifications physiologiques individuelles, cadavériques, ou même dues simplement au mode de préparation de la pièce anatomique.

Il n'y a pas une coïncidence absolue entre les résultats annoncés par des auteurs étudiant l'action du même toxique dans des conditions *en apparence* semblables.

C'est ce qui justifie ce que nous disions en commençant ce travail, que nous en sommes encore, en ce qui touche ce genre d'études, à la période où les travailleurs modestes ne peuvent avoir d'autre ambition que de donner le plus complètement possible le résultat de leurs observations, avec l'indication exacte de la façon dont ils ont procédé, apportant ainsi à l'édifice une petite pierre dont les travaux d'ensemble ultérieurs diront seuls la valeur, ainsi que la place qu'elle pourra occuper.

Les discordances dont nous parlions nous ont amenée à choisir, pour donner quelque idée des diverses façons dont peut réagir la cellule nerveuse vis-à-vis de certaines substances médicamenteuses, quelques descriptions, empruntées à Nissl lui-même, et ayant trait à des intoxications diverses.

L'*arsenic* d'abord. Voici, en abrégé, ce qu'indique Nissl : Les corpuscules chromatiques augmentent d'abord de volume et s'arrondissent ; puis ils pâlissent, tandis que leur configuration devient irrégulière, que leurs limites deviennent moins distinctes, comme s'ils étaient composés de *miettes* (Krümel). En même temps, la substance achromatique se colore ; çà et là apparaissent de fines granulations. Les granulations chromatiques elles-mêmes aboutissent à prendre un aspect finement granuleux.

Ce processus, commencé en un point de la cellule, se propage dans tout le corps cellulaire ; celui-ci acquiert, par ce fait, un aspect poussiéreux. On aperçoit encore, néanmoins, mais d'une manière indistincte, les contours des corpuscules chromatiques primitifs, la fine poussière qui les compose restant un peu plus foncée.

Dans une période ultérieure, les granulations poussiéreuses disparaissent dans une ou plusieurs régions du corps cellulaire, laissant à leur place des espaces incolores qui ressemblent à des trous.

Dans la première période de l'altération, le noyau s'entoure d'une zone claire. Plus tard, le réticulum nucléaire est remplacé par de fines granulations et le nucléole pâlit. Enfin la substance nucléaire devient homogène, le noyau se rétracte et ses contours deviennent dentelés ou indistincts.

Chez les cellules des ganglions sympathiques on constate la raréfaction des blocs chromatiques des couches périphériques, lesquelles deviennent beaucoup plus claires ; les rangées de granulations chromatiques n'y sont plus reconnaissables. En même temps, le noyau diminue de volume.

Avec le phosphore, l'émiettement de la substance chromatique marque encore le début des altérations. Dans les cellules de la moelle épinière du lapin se montrent d'abord les modifications suivantes : la cellule devient plus petite, les corpuscules chromatiques gonflent d'abord, pâlissent, puis se dissocient. Bientôt ils sont transformés en fines granulations, souvent poussiéreuses, bien limitées et différenciées de la substance achromatique. Ces fines granulations, très colorées, se disposent, plus serrées, autour du noyau. Plus tard, on voit se dessiner, dans le protoplasma, des espaces arrondis tout à fait incolores. Chez certaines cellules plus altérées, les prolongements ne sont plus reconnaissables, et le corps cellulaire, plus ratatiné, n'est représenté que par quelques groupes très foncés de granulations, que séparent des fentes, des espaces irréguliers.

Le noyau reste normal au début. Plus tard son contenu se colore d'une manière diffuse. Puis il diminue de volume et devient très foncé, presque homogène.

Dans les cellules de l'écorce cérébrale, la substance achromatique devient facilement et fortement colorable. Les corpuscules chromatiques disparaissent et la cellule prend un aspect uniformément grenu. Le noyau est alors petit et foncé. Plus tard, la cellule pâlit, perd ses prolongements, les limites du noyau se distinguent mal ; les nucléoles pâlissent ; il ne reste plus que l'ombre de la cellule nerveuse.

Dans un autre ordre d'idées, la *morphine* nous montre encore (cellules cérébrales), une certaine tendance à la disparition de la substance chromatique, qui devient plus pâle, qui se raréfie, dont certains corpuscules aussi diminuent de volume, tandis que la substance achromatique devient légèrement colorable, ce qui permet de suivre plus facilement les dendrites. La cellule est devenue plus petite, plus étroite ; il en est de même du noyau qui paraît s'allonger et se laisser nettement colorer.

Mêmes effets à peu près avec le *trional* : désagrégation de la substance chromatique et diminution de la différenciation (par coloration) entre les deux substances. — Dans les stades avancés de l'intoxication, en même temps que la cellule devient plus petite, plus pâle, qu'elle perd ses prolongements, son noyau se colore, devient moins distinct et le nucléole diminue de volume.

L'alcool donne lieu, également, soit dans la cellule médullaire, soit dans la cellule cérébrale, à la raréfaction de la substance chromatique, qui pâlit et disparaît d'une façon assez irrégulière et moins prononcée autour du noyau. Dans la suite, la cellule diminue, se ratatine, perd ses prolongements ; le noyau devient anguleux et finit par disparaître, après que le nucléole a cessé, dès un certain temps, d'être visible.

Dans l'empoisonnement par la *strychnine* (52), en même temps que la substance fondamentale devient plus facilement colorable, les masses chromatiques semblent se réunir autour du noyau, tandis que les portions périphériques de la cellule paraissent privées de chromatine.

Un autre alcaloïde, d'action bien différente, la *veratrine*, (59) fait pâlir et disparaître d'abord certaines des masses chromatiques, pendant que leurs voisines gardent leur aspect normal : ainsi se forment des sortes de *vides* dans les rangs des amas de chromatine. Mais, dans la suite, la modification des deux substances se faisant dans le sens habituel, la coloration tend à devenir confuse, en même temps que le noyau diminue de volume.

Enfin Nissl décrit comme suit les changements dus aux *sels de plomb* : dans les cellules des cornes antérieures de la moelle, les corpuscules chromatiques, devenus plus petits, irrégulièrement étoilés, sont plus homogènes et se colorent d'une manière plus intense, ce qui les fait se détacher plus nettement sur le fond demeuré incolore de la substance fondamentale. Bientôt, cependant, dans cette substance fondamentale, apparaissent des granulations très petites, très foncées, qui lui donnent l'aspect ponctué. Dans la suite, les corpuscules chromatiques disparaissent et le corps cellulaire se remplit complètement des petites granulations dont nous venons de parler. Autour du noyau apparaît un espace clair. Le contenu du noyau lui-même devient finement granuleux : il pâlit et enfin se transforme en une masse qui se rétracte et se fendille. Le nucléole est à peine visible.

Les cellules de Purkinje sont pâles, leurs contours sont indistincts. Par place la distinction entre la substance chromatique et la substance achromatique disparait. On n'a plus devant les yeux que des masses d'un bleu pâle dans lesquelles on aperçoit encore quelques parties plus foncées qui répondent aux corpuscules chromatiques. Le noyau est devenu un peu plus petit.

Dans les cellules corticales du cerveau on retrouve les

mêmes modifications ; seulement ici le noyau se laisse colorer, sa membrane disparaît. Le nucléole est invisible.

Dans les cellules des ganglions spinaux les granulations chromatiques, les petites surtout, pâlissent, deviennent encore plus petites et plus rares. D'une façon générale, la cellule est plus pâle. Le contenu nucléaire montre des taches colorées en bleu pâle se détachant sur un fond incolore.

On le voit, ce qui, au cours de ces intoxications, caractérise, avant tout, les modifications de la cellule nerveuse étudiée par la méthode de Nissl et par les procédés analogues, c'est le phénomène de la *chromatolyse* c'est-à-dire de l'effacement, de la disparition de la substance chromatique ; tandis que la substance fondamentale, normalement achromatique, devient peu à peu colorable. La façon dont se produit cette chromatolyse varie non seulement, comme nous venons de le voir, suivant les poisons employés, suivant la variété de cellules nerveuses considérées, mais encore suivant les auteurs que l'on consulte. Elle débute en général par une désagrégation des masses chromatiques qui, graduellement, se réduisent en fines granulations (miettes, poussières). Quelques auteurs ont décrit comme premier stade de la désagrégation une division des gros blocs chromatiques en petits blocs irréguliers, comme noueux (Schaffer : moelle épinière du lapin dans l'intoxication par l'arsenic). Nous avons vu que ces débris granuleux, parfois pâles et de contours mal dessinés, peuvent, au contraire, rester fortement colorés, très nettement limités, et se détacher vivement sur le fond, encore incolore, de la substance fondamentale. Les produits de la désagrégation se dispersent dans le corps cellulaire, lequel prend un aspect que l'on a comparé parfois à celui de la peau de chagrin (TIRELLI : intoxication par le sublimé) ou à une surface finement sablée (BRAUER : même intoxication).

Puis la dissolution, la disparition de la chromatine commence. Elle peut même s'établir sans avoir été précédée de désagrégation. Nous l'avons vu tout à l'heure avec l'alcool, la vératrine ; SCHAFFER l'a signalé avec l'antimoine. Les masses chromatiques pâlissent alors, et s'effacent. LUGARO prétend que, dans l'intoxication par l'arsenic, la cellule ganglionnaire s'altère exclusivement de cette façon-là.

Quelqu'ait été le mode de début de cette dissolution, le plus souvent elle porte, tout d'abord, sur certaines, seulement, d'entre les masses chromatiques. Parfois celles de ces masses qui disparaissent les premières, sont disséminées irrégulièrement dans le corps de la cellule : celle-ci prend alors un aspect tacheté (DEXLER : intoxication par l'arsenic chez le cheval). D'autres fois ce sont certaines zones qui sont atteintes les premières : tantôt les zones périphériques de la cellule, tantôt les zones périnucléaires. Mais, contrairement à ce qu'on aurait pu supposer, il arrive bien souvent qu'un seul et même poison attaque les granulations chromatiques ici autour du noyau, là vers les bords de la cellule. Si, par exemple, EWING note que l'alcool produit une chromatolyse tout d'abord périnucléaire, si SCHAFFER observe la même chose dans la moelle du lapin intoxiqué par le plomb, KÖSTER, avec le sulfure de carbone (chez le lapin) annonce que le processus commence tantôt à la périphérie, tantôt autour du noyau : JACCOTET, avec la morphine, qu'elle est plus prononcée, tantôt autour du noyau, tantôt à la périphérie de la cellule. Avec ce même poison, EWING la voit débuter tantôt dans les régions centrales, tantôt dans des points irrégulièrement répartis dans le corps cellulaire ; et avec le phénol il la trouve tantôt périnucléaire tantôt périphérique. Même fait avec le phosphore selon Rossi et avec l'oxyde d'aluminium étudié par Dexler chez le lapin, le cobaye, le rat, le chien, le chat.

En même temps que cette chromatolyse se prononce, la substance fondamentale devient colorable par le réactif : elle se teinte en bleu.

Puis, l'aspect de la cellule se modifie plus profondément encore. Certains auteurs y voient se former des vacuoles ou des fentes (Köster avec le sulfure de carbone ; Nageotte et Ettlinger avec l'iodure de potassium ; Dotto avec le sublimé). En tout cas, elle diminue volontiers de volume. Sa teinte qui s'uniformise, sa réfringence qui se modifie, lui donnent tantôt l'aspect de la dégénérescence hyaline tantôt celui que l'on a comparé à la sclérose (Pandi : nicotine, brome) ; à moins qu'elle ne demeure, réduite et pâle, comme l'ombre de ce qu'elle a été (Nissl, Schaffer : plomb).

Dans ces masses déformées et réduites, on retrouve cependant, en certains cas, des granulations, fortement colorées en bleu et tassées les unes contre les autres.

Le noyau n'a pas été sans subir lui aussi des altérations plus ou moins marquées. D'abord repoussé vers la périphérie (Ewing dans l'intoxication par la morphine ; Phillipe et Gottard avec l'alcool ; Lugaro avec le plomb ; Köster avec le sulfure de carbone, etc.), il montre parfois la désagrégation, en fines granulations, du réticulum nucléaire. Puis le caryoplasma tend à se laisser colorer par le bleu de méthylène. Cette coloration devient parfois très intense. (Lugaro : plomb). Le noyau se ratatine (Schaffer : plomb), ses formes s'altèrent, ses bords deviennent indistincts.

Les *nucléoles*, assez promptement, deviennent moins visibles. Mais auparavant, d'après Berkley qui les étudie dans l'intoxication alcoolique, on les voit augmenter de volume, devenir inégaux, comme rugueux. Goldscheider et Flatau les trouvent gonflés dans l'intoxication par la strychnine chez le lapin. Ils sont déplacés vers la membrane nucléaire, disent les mêmes auteurs (intoxication par le nitrile malonique). En général, néanmoins, il finissent par devenir moins volumineux.

Comme nous le voyons, ce que nous aurons à rechercher dans les cellules nerveuses que nous nous sommes proposé d'étudier, ce seront les modifications dans l'aspect des masses de chromatine ; puis la chromatolyse accompagnée de coloration de la substance achromatique ; peut-être, enfin, les modifications dans l'homogénéité du protoplasma (vacuoles, fentes, etc.) ; et, concurremment, des altérations du nucléole et du noyau. Mais ici, ainsi que nous l'a indiqué l'étude de l'anatomie normale de la cellule cardiaque du lapin, *le déplacement du noyau vers la périphérie* ne devra point être considéré comme résultant de l'action du toxique.

Un autre point sur lequel nous voulons également attirer l'attention, c'est que l'intensité des modifications que la méthode de Nissl permet de reconnaître dans l'aspect de la cellule nerveuse soumise à l'action de certains toxiques, n'est point proportionnelle à la gravité de l'intoxication, ni à la violence des symptômes, des accidents, observés pendant la vie de l'animal. Ce fait nous le trouvons noté expressément par Köster, par exemple, dans étude de l'intoxication par le sulfure de carbone chez le lapin : par Goldscheider et Flatau chez les animaux intoxiqués par la strychnine, ou soumis à l'action de nitrile malonique, puis traités par l'hyposulfate de soude.

Si la plupart des travaux que nous venons de citer s'occupent des cellules médullaires, bulbaires, cérébelleuses, cérébrales, certains d'entre leurs auteurs ont étudié simultanément les cellules des ganglions du grand sympathique : et les modifications qu'ils y ont rencontrées se sont trouvées semblables à celles qu'en même temps ils constataient dans le système nerveux cérébro-spinal. (Vas : intoxication par l'alcool, par la nicotine. Köster : intoxication par le sulfure de carbone).

Quelques auteurs, enfin, se sont servis de la méthode de Nissl pour étudier les modifications que présente la cellule des ganglions intracardiaques soit au cours de certaines intoxications (Deutsch et Konrad, Schmidt), soit aussi au cours de certains états pathologiques (Winogradoff, dans la syphilis infantile). Comme c'est avec les résultats qu'ils ont obtenus que nous aurons à comparer les nôtres, il nous faut tout d'abord les relater avec quelques détails.

Deutsch et Konrad ont étudié sur la cellule nerveuse du cœur du chien l'action de la muscarine, de l'atropine et de la digitale.

Avec la première de ces substances, les masses de chromatine deviennent d'abord irrégulières et se répartissent, sans ordre déterminé, dans le corps cellulaire : mais si l'action du poison s'est prolongée, le nombre des granulations chromatiques se réduit beaucoup, à tel point que l'anneau périphérique disparaît. Ce n'est que rarement qu'il en subsiste quelques traces.

L'*atropine* détermine la désagrégation des masses chromatiques qui se dissocient en fines granulations disséminées dans toute l'étendue du corps cellulaire. D'autres expériences montrent le protoplasma cellulaire coloré d'une façon intense.

Cette coloration, presque uniforme, laisse cependant distinguer encore quelques rares taches plus foncées. D'une façon générale le corps de la cellule est gonflé, et, si l'anneau périphérique se retrouve encore, l'anneau périnucléaire manque toujours.

Enfin, ces auteurs ont intoxiqué un chien de 8 k. 5 par la *digitale*. L'expérience a durée 29 jours. La substance employée a été d'abord l'infusion de feuilles que l'on introduisait par la sonde œsophagienne, puis la digitaline de Nativelle qui était injectée sous la peau. De cette dernière substance l'animal a reçu en totalité 18,6 centigr. — Le chien fut tué par hémorrhagie, les ganglions fixés par l'alcool absolu et colorés au bleu de méthylène. Deutsch et Konrad n'y rencontrèrent que quelques irrégularités insignifiantes dans la disposition des granulations de chromatine. Celles-ci paraissaient un peu plus volumineuses, et le contour du noyau se dessinait plus nettement. Les auteurs n'attribuent aucune signification pathologique à ces minimes variations.

Disons-le en passant, c'est le fait que Deutsch et Konrad n'avaient fait qu'une seule expérience avec la digitale, qui nous a engagée à examiner si les résultats négatifs qu'ils avaient obtenus pouvaient être considérés comme acquis.

Schmidt a étudié sur le lapin, le chien et le singe, l'action du chloroforme d'abord. Ce poison, d'après lui, donnerait lieu aux altérations suivantes : tout d'abord les grosses granulations de la périphérie de la cellule deviennent rares et pâles ; puis finissent par disparaître. Immédiatement après — parfois en même temps — les fines granulations des régions centrales cessent d'être visibles, et le protoplasma de cette région devient homogène. Le corps cellulaire est plus réfringent, le noyau moins distinct. Puis apparaissent dans le protoplasma, à la périphérie de la cellule, des vacuoles de dimensions variées. Souvent aussi ces vacuoles se retrouvent dans le centre de la cellule, ou même dans le noyau. Chez le chien elles affectent volontiers la forme de fentes allongées, nombreuses et serrées dans les zones périphériques de la cellule. En même temps celle-ci est gonflée. Dans le noyau, de fines granulations empêchent de bien distinguer le nucléole. Enfin, dans toutes les préparations, à côté des cellules altérées, on en rencontre d'autres qui ont conservé leur aspect normal.

Le *chloral*, la *morphine*, l'*atropine* ont donné à Schmidt les même résultats. Le *phosphore* également ; mais avec ce poison, le type d'altération qui prédomine, est le gonflement cellulaire accompagné de la formation de nombreuses vacuoles-fentes. *L'éther*, au contraire, ne produirait aucune lésion des cellules ganglionaires intracardiaques.

Porochine, qui a étudié également l'effet du chloroforme sur les cellules des ganglions sympathiques du cœur chez le chien, décrit, après la narcose de courte durée, une chromatolyse partielle. Après les narcoses de longue durée la chromatolyse est périnucléaire d'abord ; mais elle peut aller jusqu'à amener la disparition presque complète de la substance chromatique. La substance achromatique se colore d'une manière diffuse par la couleur d'aniline ; les bords cellulaires deviennent homogènes et sont quelquefois le siège de formations vacuolaires. Les noyaux sont irréguliers et mal limités.

Enfin, N. WINOGRADOFF a entrepris des recherches avec la méthode de Nissl sur l'état des ganglions sympathiques du cœur dans la syphilis héréditaire, chez les nourrissons. Il décrit une chromatolyse centrale périnucléaire; tandis qu'à la périphérie se trouvent une ou deux rangées de grandes granulations chromatiques qui semblent être plus volumineuses que normalement. Dans le reste du corps cellulaire le protoplasma est finement granuleux et pâle; à la périphérie de la cellule, mais quelquefois aussi dans le reste du corps cellulaire se rencontrent des vacuoles de dimensions variées disposées entre les blocs chromatiques.

Comme nous le voyons, les lésions qu'ont reconnues dans les cellules nerveuses du cœur les auteurs qui ont recherché sur elles l'action de ces divers poisons sont de même ordre que celles qu'on rencontre dans les cellules du système nerveux central, au cours des intoxications. La double question que nous avions à nous poser se pouvait donc formuler de la façon suivante :

1° L'absence de toute altération décelable par la méthode de Nissl, au cours de l'intoxication par la digitale est-elle un fait constant ?

2° L'action du nitrate de potasse, pris comme terme de comparaison, se fera-t-elle, au contraire, sentir sur la structure de la cellule ganglionnaire du cœur ?

CHAPITRE III

Expériences personnelles.

§ I. — *Choix des préparations à analyser.* — Avant d'étudier la façon dont nous avons procédé pour étudier les effets de l'intoxication par la *digitale* et de celle par le *nitrate de potasse*, nous devons dire que sur 24 lapins que nous avons intoxiqués nous avons été amenée à ne décrire que les pièces provenant de 9 d'entre eux. Après examen critique attentif il ne nous a pas paru que les préparations de 15 autres animaux puissent être retenues.[1] Les images qu'on y observait pouvaient passer pour être de nature pathologique. Tel dans les pièces fixées au sublimé : l'aspect poussiéreux ou homogène du corps cellulaire, la formation de vacuoles ou de fentes, la coloration foncée et uniforme du noyau : et pour les pièces fixées par l'alcool : les contours indistincts des granulations chromatiques ou l'aspect homogène ou hyalin du protoplasma cellulaire.

Mais il ne suffit pas de constater ces diverses modifications dans l'aspect des cellules pour en conclure immédiatement que ces modifications sont le résultat de l'intoxication que l'on a fait subir à l'animal. En effet, il y a à compter toujours avec les *altérations cadavériques* et avec les *artifices — ou les accidents de préparation*. Or, nous

[1] Pour 10 de ces animaux, les morceaux du cœur avaient été fixés dans une solution aqueuse saturée de sublimé et inclus dans la paraffine de 52° ; pour les 5 autres on les avait durcis dans l'alcool à 35° et 70° et inclus dans la celloïdine.

allons voir combien ces conditions accidentelles peuvent facilement entraîner à des erreurs d'interprétation.

§ II. — *Modifications cadavériques.* — Les altérations cadavériques sont d'autant plus importantes à exposer que, comme nous allons le voir, elles ont une assez grande analogie avec celles que l'on considère comme pathologiques. Mais il est vrai qu'en matière d'expérimentation, ce n'est que rarement, et lorsqu'on opère (comme cela nous est arrivé pendant une certaine période de nos recherches) au moment le plus chaud de l'année, qu'on a à compter avec elles.

En effet, les premières altérations cadavériques de la cellule nerveuse constatables avec la méthode de Nissl apparaissent plus ou moins rapidement. La température et l'humidité de l'air ambiant, l'âge du sujet, dont on examine le système nerveux, l'affection qui a amené la mort jouent, dans cette question, leur rôle habituel. Selon Ewing, pendant l'été, par les temps humides, les modifications cadavériques ont été constatées dans le système nerveux dès 6 à 8 h. après la mort, tandis qu'en hiver, lorsque le temps est froid, les éléments nerveux ont été trouvés intacts après 24 heures. Chez les enfants très jeunes, les modifications ont une marche très rapide. Dans les cas de septicémie, pyémie, péritonite et de maladies infectieuses, les altérations cadavériques peuvent se rencontrer dans les pièces recueillies dès deux à quatre heures après la mort.

De plus, Ewing constate souvent un manque d'uniformité dans le caractère des altérations qui atteignent les différents segments du système nerveux, et même les différents noyaux d'un même segment.

D'après Barbacci et Compacci, cette question de la région examinée joue le rôle principal dans la précocité de l'apparition des lésions cadavériques.

Les autres auteurs, qui se sont occupés de la question, ne font débuter les altérations cadavériques qu'un temps plus long encore après la mort : selon Neppi, elles n'apparaissent que 24 heures après la mort, tandis que Colucci admet qu'elles se montrent après la 20me heure, et que, d'autre part, Lévi, suivant la région examinée (cellules corticales, médullaires, etc.), en fixe le début entre la 18me et la 60me heure.

Mais ce qui est intéressant, c'est de voir que si Lévi, qui opère sur le système nerveux du lapin, retiré du corps et laissé à l'air, voit les corpuscules chromatiques augmenter de volume et se colorer plus vivement, ce que l'on trouve indiquer par les autres auteurs, ce sont : une désagrégation des masses chromatiques (Ewing), leur pâleur progressivement croissante, ou leur fragmentation aboutissant à donner au protoplasma l'aspect poussiéreux (Barbacci et Compacci ; Colucci). Parfois les masses restantes se rapprochent du noyau, laissant libre la périphérie ; d'autres fois, on voit le protoplasma se creuser de vacuoles très irrégulières et de forme et de volume. C'est cette irrégularité même, d'après Barbacci et Compacci, qui les distingue des vacuoles de cause pathologique. Le noyau serait gonflé et clair au début ; mais plus tard, il devient irrégulier, se rétracte et se colore de plus en plus vivement.

En somme, comme nous le disions, altérations très analogues, pour ne pas dire semblables, à celles dues aux états pathologiques.

§ III. — *Artifices de préparation.* — Eux aussi pourraient induire en erreur : ils sont capables, en effet, de donner des images très analogues à celles que l'on considère comme d'origine pathologique. La formation d'espaces péricellulaires, la diminution de l'intensité de coloration du protoplasma cellulaire, le rétrécissement du corps cellulaire, qui prend un aspect homogène, uniformément coloré et ne laissant plus distinguer nettement ni les granulations ni le noyau (chromophilie ou chromatophilie), enfin l'état vacuolaire peuvent être le résultat de véritables artifices de préparation.

Pour ce qui est de l'apparition d'espaces libres entre le corps de la cellule et la gaîne qui l'entoure (Hose des auteurs allemands), elle résulte, disent v. Lenhossek, Dexler, Nissl, de l'action de l'agent fixateur. Nissl donne à ces espaces le nom de « pericellulare Schrumpfungräume », et il ajoute que fréquemment une zone très étroite de la périphérie de la cellule est arrachée et reste adhérente à la capsule.

La diminution de colorabilité de la substance chromatique ne doit, d'après Nissl, être considérée comme preuve d'un état pathologique de la cellule que si elle est accompagnée de modifications morphologiques de la substance chromatique ; car, dans l'état actuel de la technique, il est impossible de décider si cette décoloration dépend d'altérations chimiques de la substance chromatique, dont l'aptitude à se colorer par le réactif aurait ainsi été diminuée, ou si elle résulte, au contraire, d'une des conditions suivantes :

1° Différenciation inégale par l'alcool-aniline.

2° Caractère de structure particulier au type cellulaire considéré.

3° Etat dans lequel se trouvait la cellule examinée au moment où elle a été recueillie (état apicnomorphe).

La *chromophilie* ou *chromatophilie* avait été considérée d'abord par Nissl comme l'expression de la métamorphose regressive de la cellule. Mais il reconnait maintenant qu'elle peut dépendre d'un accident de préparation qui serait le fait surtout de l'agent fixateur. Cette chromophilie peut être totale ou partielle : dans ce dernier cas, elle peut atteindre soit une partie seulement du corps de la cellule : soit ce corps cellulaire en entier, à l'exception du noyau, soit enfin, et au contraire, le noyau seul.

Il existe, d'après l'auteur, une forme assez fréquente de chromatophilie caractérisée par le fait que le noyau, coloré d'une manière intense, est entouré d'une zone claire.

Pour Ewing, l'état chromophile, outre qu'il peut résulter de modifications cadavériques, se rencontre aussi à la suite d'une différenciation insuffisante de coupes épaisses [1].

Mais, à côté de cette chromatophilie, due à un artifice de préparation, il existe bien un état chromatophile de la cellule qui représente les stades ultimes de ses altérations pathologiques (Nissl) et qui répond à la désagrégation uniforme, en fines granulations, de la substance chromatique (Ewing). Ce qui permet de distinguer l'une de l'autre ces deux variétés de chromatophilie, celle résultant du mode de préparation et celle qui est une vraie lésion cel-

[1] Ce que comprennent sous le nom de *chromophilie* v. Lenhossek, Fleisch et ses élèves Koneff, Gitiss et Kotlarewski, correspond plutôt à ce que Nissl appelle état picnomorphe de la cellule.

lulaire, c'est le fait que la première se rencontre chez toutes les cellules nerveuses d'une même préparation ; tandis qu'à côté des cellules chromatophiles de la seconde catégorie, il existe toujours des éléments moins altérés, représentant un stade inférieur de dégénérescence.

Outre *l'état vacuolaire du corps cellulaire*, Nissl décrit, comme due à un artifice de préparation, une transformation du protoplasma qui se rencontre surtout chez les éléments de faible volume et qui est caractérisée par un aspect alvéolaire bien prononcé. Cette forme d'altération simule tout à fait, d'après lui, les modifications pathologiques à marche chronique de la cellule nerveuse.

Quant *aux vacuoles*, Held a démontré qu'on pouvait les faire apparaître, chez les cellules observées à l'état frais, par l'addition de l'eau ou de différents agents fixateurs (alcool, sublimé, ac. picro-sulfurique). Il en conclut que le nombre et la forme des vacuoles dépendent de l'espèce de l'agent fixateur, et, avant tout, de son degré de concentration. Pour Ewing aussi l'état vacuolaire ne peut être considéré comme une modification pathologique que lorsqu'on le rencontre à un degré avancé (only when it is found in advanced degree). En toute autre circonstance, son apparition doit être interprétée comme résultant de l'altération cadavérique ou de l'influence des agents fixateurs.

On comprend maintenant pourquoi nous avons considéré les altérations dont nous parlions en commençant ce chapitre et qui se rencontraient chez quinze de nos animaux, tantôt comme des artifices, et, pour quelques-uns des lapins, comme dues à des altérations cadavériques. Nous l'avons fait, parce que dans toutes ces préparations sans exception, aussi bien dans celles qui provenaient de lapins intoxiqués pendant deux à trois semaines, que dans celles qui répondaient à des intoxications de trois à sept jours de durée seulement, il y avait absence complète de cellules normales et même d'éléments modérément altérés. L'aspect général de ces diverses préparations et, pour certaines d'entre elles, les circonstances dans lesquelles était survenue la mort de l'animal en expérience, ont contribué, avec ce fait anormal de la similitude d'aspect de *toutes les cellules dans tous les ganglions*, à nous les faire rejeter. Dans les recherches de ce genre, on ne saurait être trop sévère dans le choix de ses éléments d'étude.

Il nous reste à analyser les pièes provenant : 1° de quatre lapins intoxiqués par la digitale ; 2° de cinq lapins intoxiqués par le nitrate de potasse.

§ IV. — *Intoxication par la digitale.* — Nous avons employé la digitaline de préférence aux préparations des feuilles de digitale, parce que ce produit était plus facile à doser et parce qu'il nous permettait même d'employer l'administration par injections sous-cutanées.

Nous avons choisi la digitaline cristallisée de Nativelle en granules ou en nature. Dans l'une de nos expériences nous avons été obligée, par des circonstances que nous n'avons pu éviter, d'employer pendant neuf jours la digitoxine de Merck, glycoside qui, de tous ceux qu'on a retirés de la digitale, se rapproche le plus par sa composition de la digitaline cristallisée de Nativelle.

La solution hydroalcoolique de granules de digitaline a été administrée par la sonde œsophagienne. Celle de digitaline cristallisée en nature a été utilisée en injections sous-cutanées. Les cages qui renfermaient les lapins ont été gardées dans une pièce attenante au laboratoire. Les animaux ont été nourris de son et avaient à boire à discrétion.

I. Lapin. *Intoxication rapide.*

Poids	Pouls normal	Dates	Pouls pendt l'intoxicat.	Doses de digitation	Etat de l'animal pendant la période d'intoxication
1800 gr.	150-160	8 avril	150	0.0005 g.	
—	—	9 »	138	0.002 »	
—	—	10 »	102	0.005 »	Une heure après l'injection, le lapin faiblit, s'affaisse, ne peut se tenir sur ses pattes. Pouls 180. Deux heures plus tard, il s'est remis.
—	—	11 »	144	0.005 »	Une demi-heure après l'injection pouls 150. 1 heure après l'injection pouls 222; l'animal est faible, ne peut garder l'attitude normale. 3 heures après l'injection, il commence à se remettre sur ses pattes. On le tue par hémorrhagie.
	Total :	4 jours	Total :	0.0125 g.	

A l'autopsie on n'a pas trouvé d'autres lésions que l'état d'anémie générale des viscères.

Les pièces sont fixées dans l'alcool à 70°.

II. Lapin (n° 7). *Intoxication demi-lente.*

Poids	Pouls normal	Dates	Pouls pendant l'intoxication	Doses de digitaline en granules	Etat de l'animal pendant la période d'intoxication
1448 gr.	150-180	12 mars	180	0.00024 g.	
—	—	13 »	174	0.00052 »	
—	—	14 »	162	0.0014 »	
—	—	15 »	180	0.002 »	
—	—	16 »	120	0.004 »	
—	—	17 »	102	0.01 »	Trois heures après l'injection pouls 228 : l'animal est couché : de temps à autre mouvements convulsifs des quatre membres.
—	—	18 »	96	—	L'animal est couché sur le côté : convulse de temps à autre : pouls faible et arythmique : la sensibilité diminue. Injection de 0.01 de digitaline : meurt une heure après l'injection.
	Total :	7 jours	Total :	0.02818 g.	

Autopsie. Hypérémie veineuse très prononcée des intestins, du foie, des reins et des méninges.

Les morceaux du cœur sont fixés dans l'alcool à 70°.

III. Lapin. *Intoxication lente* (1).

Poids avant l'intox°	Poids après l'intox°	Pouls normal	Dates	Pouls pendt l'intox°	Doses de digitaline en granules	Etat de l'animal pendant la période d'intoxication
2340	2358	120-167	7 mars	150	0.00072 g.	
—	—	—	8 »	150	0.00072 »	
—	—	—	9 »	162	0.00085 »	
—	—	—	10 »	138	0.00098 »	
—	—	—	11 »	150	0.00112 »	
—	—	—	12 »	156	0.00125 »	
—	—	—	13 »	180	0.00144 »	
—	—	—	14 »	144	0.00164 »	
—	—	—	15 »	120	0.0019 »	
—	—	—	16 »	180	0.0022 »	
—	—	—	17 »	120	0.0025 »	Dans l'intervalle du 18 au 24 mars, les injections ont dû être interrompues. Le pouls varie, pendant cette période, entre 138-198.
—	—	—	24 »	186	0.001 »	
—	—	—	25 »	180	0.0015 »	
—	—	—	26 »	162	0.002 »	
—	—	—	27 »	150	0.0025 »	
—	—	—	28 »	132	0.00275 »	
—	—	—	29 »	150	0.00325 »	
—	—	—	30 »	120	0.00325 »	
—	—	—	31 »	150	0.00375 »	

Report : 19 jours

			Report :	19 jours			
—	—	—	1	avril	138	0.00425 g.	
—	—	—	2	»	114	0.00450 »	
—	—	—	3	»	120	0.005 »	
—	—	—	4	»	120	0.0055 »	
—	—	—	5	»	114	0.00562 »	Une heure après l'injection, l'animal semble faible. Pouls 180. Deux heures après l'injection, pouls 210. L'animal est angoissé, inquiet. 3 heures après l'injection, l'inquiétude diminue.
—	—	—	6	»	102	Point d'injection	
—	—	—	7	»	120	0.001 gr.	
—	—	—	8	»	138	0.002 »	
—	—	—	9	»	126	0.003 »	
—	—	—	10	»	108	0.0035 »	
—	—	—	11	»	114	0.0045 »	
—	—	—	12	»	114	0.0065 »	Une demi-heure après l'injection, l'animal ne peut se tenir sur ses pattes; pouls 192. 45 minutes après la dernière injection : pouls arythmique 170. Convulsions cloniques. Tremblement fibrillaire généralisé. 1 h. 3/4 après cette dernière injection, pouls 150, régulier ; convulsions toniques des membres postérieurs et cloniques des membres antérieurs. 4 heures après l'injection : pouls 108, arythmique. Convulsions des quatre membres et tremblement fibrillaire.
—	—	—	—		2 h. après	0.0064 »	
Augmentat. en poids 18 grammes			Total :	31 jours	Total:	0.0851 gr.	

Le *30 avril* au matin le lapin est trouvé mort et froid.

Autopsie. Les poumons présentent une légère hypérémie généralisée ; le cœur contient du sang liquide. Tous les organes abdominaux présentent une hypérémie veineuse.

Les pièces du cœur sont fixées dans l'alcool à 70°.

IV. Lapin. *Intoxication lente* (2).

Poids avant l'intox.	Poids après l'intox.	Pouls norm.	Dates.	Pouls pend^t l'intox.	Dose de digitale	Etat de l'animal pendant la période d'intoxication.
2192	1755	—	9 mai	150	0.0005 g.	
—	—	—	10 »	114	0.001 »	
—	—	—	11 »	102	0.00125 »	
—	—	—	12 »	114	0.00175 »	
—	—	—	13 »	108	0.00225 »	
—	—	—	14 »	96	0.0025 »	
—	—	—	15 »	90	0.0025 »	
—	—	—	16 »	104	0.002 »	
—	—	—	17 »	104	0.002 »	
						Digitaline cristallisée en solution hydroalcoolique = injection sous-cutanée.
—	—	—	18 »	108	0.0025 »	
—	—	—	19 »	102	0.00275 »	
—	—	—	20	102	0.003 »	
—	—	—	21	108	0.00325 »	
—	—	—	22	102	0.00325 »	
—	—	—	23	102	0.0035 »	
—	—	—	24	102	00·0375 »	
—	—	—	25	102	0.004 »	5 heures après l'injection le lapin est trouvé mort.

Déficit en poids : 447 gr. — Total 17 jours. — Total : 0.04225 gr.

Autopsie. Hypérémie générale des poumons ; deux foyers ecchymotiques aux lobes supérieurs et inférieurs du poumon droit. Un peu d'emphysème aux bords antérieurs des deux poumons. Le cœur, en diastole, contient du sang liquide. Les organes abdominaux sont anémiques ; il existe des vers cystiques au niveau de la petite courbure de l'estomac. Les méninges sont hypérémiées.

Les pièces du cœur sont fixées dans l'alcool à 95°.

Examen miscrocopique :

A. Les cellules nerveuses des ganglions du cœur des lapins I, III. IV sont normales.

B. Dans toutes les préparations provenant du cœur *du lapin n° II*, à côté de cellules normales, on en voit d'autres dans lesquelles la partie située entre l'anneau périphérique et l'anneau périnucléaire se présente homogène, avec une coloration bleue : ses fines granulations ont presque complètement disparu. En maniant la vis, on retrouve encore quelques rares granulations fines qui se rencontrent plutôt vers la périphérie de cette zone homogène, dans le voisinage des couches de grosses granulations. Ces dernières ont souvent bien conservé et leur volume, et leur disposition en rangées plus ou moins concentriques. Mais, parfois aussi. une partie de l'anneau périphérique de grosses granulations est remplacé par des granulations très fines, qui s'avancent un peu au-delà de la limite de l'anneau périphérique. vers la partie centrale. L'anneau périnucléaire est souvent conservé : mais, en général, les granulations qui les composent sont plus pâles, et leurs contours sont peu distincts.

Le noyau est resté incolore ; ses contours sont nets. surtout quand les granulations périnucléaires ont disparu.

Les nucléoles ne présentent rien de particulier.

§ V. — *Intoxication par le nitrate de potasse.* — Nous avons employé une solution aqueuse au $^{1}/_{10}$me que nous avons diluée de plus de moitié et que nous administrions par la sonde œsophagienne.

I. Lapin. — *Intoxication rapide (n° 1).*

Poids.	Pouls normal.	Dates.	Pouls pendant l'intoxicat.	Doses de nitrate.	Etat de l'animal pendant la période d'intoxication.
1790 gr.	108-204	20 mars.	204	2 gr.	
—	—	21 »	120	5 »	
—	—	22 »	132	8 »	En deux fois en un intervalle d'une demi-heure. Pouls, 20 minutes après la dernière injection, 84.

Total 3 jours. — Total 15 gr.

Opisthotonos. Meurt au bout de quelques minutes avec des convulsions des quatre membres et du tremblement fibrillaire.

Autopsie. Rien de particulier.

Les morceaux du cœur sont fixés dans l'alcool à 70°.

II. Lapin — *Intoxication rapide (n° 3).*

Poids.	Pouls normal.	Dates.	Pouls pendant l'intoxicat.	Doses de nitrate de K.	Etat de l'animal pendant la période d'intoxication.
2130 gr.	120-184	14 août.	138	1 gr. 50	
—	—	15 »	84	3 »	
—	—	16 »	90	6 » 50	En deux fois en un intervalle d'une demi-heure.

Total 3 jours. — Total 11 gr.

Une demi-heure après la dernière injection l'animal s'affaisse, ne peut plus se soutenir. Pouls 198.

Secousses dans les muscles de la nuque.

Trois quarts d'heure après cette dernière injection, le lapin meurt avec des convulsions des membres postérieurs.

Autopsie. Hypérémie. Quelques foyers ecchymotiques dans les lobes supérieurs des deux poumons. Le foie présente une forte hypérémie veineuse. L'estomac et l'intestin sont pâles, la rate ne présente rien de particulier, les reins sont hypérémiés.

Les morceaux du cœur sont fixés dans l'alcool à 95°.

III. Lapin. — *Intoxication demi-lente (1°).*

Poids	Pouls normal	Dates	Pouls pendant l'intoxicat.	Doses de nitrate de K.	Etat de l'animal pendant la période d'intoxication.
1355 gr.	168-180	13 mars.	180	0 gr. 20	
—	—	14 »	180	0 » 30	
—	—	15 »	180	0 » 55	
—	—	16 »	102	1 » —	
—	—	17 »	96	3 » —	
—	—	18 »	108	6 » —	En deux fois en intervalle d'une demi-heure. Meurt 2 heures après la dernière injection.

Total 6 jours. — Total 11 gr. 05.

Autopsie. Hypérémie veineuse des organes abdominaux.

Les pièces du cœur sont fixées dans l'alcool à 70°.

IV. Lapin. — *Intoxication demi-lente (n° 2).*

Poids	Pouls normal	Dates	Pouls pendant l'intoxicat.	Doses de nitrate de K.	Etat de l'animal pendant la période d'intoxication.
1745 gr.	132-155	19 mai	132	0 gr. 20	
—	—	20 »	108	0 » 30	
—	—	21 »	108	0 » 45	

Poids	Pouls normal	Dates	Pouls pendant l'intoxicat.	Doses de nitrate de K.	Etat de l'animal pendant la période d'intoxication.
—	—	22 mai	102	1 gr. —	
—	—	23 »	98	1 » 10	Une demi-heure après la dernière injection le lapin a eu la diarrhée ; il est très faible, ne peut plus se tenir sur ses pattes; pouls 108. 3 heures après l'injection il est trouvé mort en opisthotonos et rigide.

Autopsie. Le cœur, en diastole, contient du sang liquide noirâtre. Le foie présente des foyers blancs calcifiés (foyers de psorospermies). Les autres organes n'offrent rien de particulier.

Les morceaux du cœur sont fixés dans l'alcool à 96° et coupés, après congélation, sans inclusion dans la celloïdine.

V. Lapin. — *Intoxication lente (n° 2).*

Poids avant l'intox.	Poids après l'intox.	Pouls normal	Dates	Pouls pend^t l'intox.	Doses de nitrate de K.	Etat de l'animal pendant la période d'intoxication.
1790	1179	192-198	23 mars	192	0 gr. 20	
—	—	—	24 »	144	0 » 25	
—	—	—	25 »	104		Point d'injection. L'animal est excessivement faible, il chancelle lorsqu'il veut se mettre en mouvement.
—	—	—	26 »	126	0 gr. 10	
—	—	—	27 »	108	0 » 10	
—	—	—	28 »	150	0 » 15	
—	—	—	29 »	108	0 » 15	
—	—	—	30 »	102	0 » 15	
—	—	—	31 »	120	0 » 20	
—	—	—	1er avril	106	0 » 20	
—	—	—	2 »	90		Point d'injection en raison du pouls très faible.
—	—	—	3 »	108	0 » 20	
—	—	—	4 »	108	0 » 22	

Déficit en poids : 611 gr. — Total 13 jours. — Total 1 gr. 92.

5 avril matin. Le lapin est trouvé en plein état convulsif : le pouls est insensible. La mort survient après quelques secondes.

Autopsie. Il existe une forte hypérémie du lobe inférieur du poumon droit. Il est lourd, mais crépitant ; il s'écoule beaucoup de sang à la coupe. Sur les bords antérieurs des deux poumons il existe des foyers disséminés d'emphysème. Tous les organes abdominaux présentent une hypérémie veineuse assez prononcée. L'estomac est vide et rétracté.

Examen microscopique :

A. Les cellules sympathiques des préparations venant des lapins n^os^ I et II paraissent normales.

B. Pour le lapin n° III nous trouvons dans chaque préparation quelques rares cellules qui, à un faible grossissement, offrent une teinte claire. A un fort grossissement, et avec l'appareil à immersion, on voit que cet aspect est dû à l'élargissement de l'espace qui se trouve normalement entre l'anneau périphérique et l'anneau périnucléaire. Cet espace se prolonge jusqu'à la périphérie de la cellule vers le pôle opposé à celui où siège le noyau (dans le cas où celui-ci est excentrique). L'anneau périphérique, interrompu à cet endroit, est aminci dans le reste de son étendue : par places, il n'est formé que par une seule rangée de grosses granulations. L'anneau périnucléaire persiste le plus souvent. Mais parfois aussi le noyau n'est entouré de grosses granulations qu'au niveau des angles rentrants, qu'il laisse entre ses bords et ceux de la cellule. Celui de ces bords qui regarde le centre de cette cellule est alors complètement libre de masses chromatiques. Dans les cellules à noyau central. l'anneau périnucléaire fait ordinairement défaut.

L'espace central clair est occupé, dans toute son étendue, par de fines granulations poussiéreuses, dont l'aspect est celui qu'elles présentent normalement dans cette partie du corps cellulaire.

Le noyau et les nucléoles sont intacts.

C. Chez le lapin n° IV on trouve, quoique très rarement, des cellules offrant le même aspect. Les autres cellules sont normales.

D. Dans les préparations venant du lapin n° V, la majorité des cellules offre cet aspect clair que nous venons de décrire chez le lapin n° III. Seulement, ici, la diminution du nombre de grosses granulations est plus marquée encore. On rencontre des cellules qui sont pâles et finement granuleuses dans une très grande étendue de leur corps ; il n'y reste plus que quelques grosses granulations disposées en une mince couche et occupant la moitié, le tiers, le quart de la circonférence de la cellule. Même dans cette faible étendue, la couche granuleuse peut être interrompue. Quelquefois, les grosses granulations ne persistent que vers le pôle de la cellule qui occupe le noyau. Elles entourent alors ce dernier de tous côtés et envoient de petites trainées granuleuses vers le pôle opposé de la cellule. Quant au reste du corps cellulaire, il ne montre que des granulations poussiéreuses de couleur bleu pâle.

Le noyau et le nucléole paraissent être intacts.

A côté de ces cellules anormales, on en rencontre toujours qui ont conservé leur aspect normal.

Les résultats auxquels nous sommes arrivée sont de nature telle que, comme nous l'avions fait pressentir, ils ne permettent pas de conclusions bien fermes.

Disons d'abord que les deux causes d'erreur que nous avons exposées en détail, les altérations cadavériques d'une part, les conditions de préparation d'autre part, ne peuvent entrer en ligne de compte pour ce qui est des dernières expériences que nous venons de relater. Nous avons eu soin, nous le rappelons, d'éliminer tous les cas dans lesquels ces causes d'erreur pourraient être soupçonnées.

Le lapin II, parmi les animaux soumis à la digitale, le lapin III et le lapin V parmi ceux qui furent intoxiqués par le nitrate de potasse, sont les animaux qui ont présenté des anomalies accentuées dans l'aspect de leurs cellules nerveuses intracardiaques. Or, justement chez ces lapins d'une part, le cœur a été recueilli aussitôt après la mort et les fragments excisés ont été de suite plongés dans le liquide fixateur; d'autre part la présence, à côté des cellules altérées, de cellules ayant conservé l'aspect normal, indique nettement que le mode de préparation n'est pour rien dans les modifications constatées dans un grand nombre de ces éléments.

Ces modifications font bien songer à des altérations pathologiques. Pour ce qui est du lapin intoxiqué par la *digitale*, il y a bien certainement *chromatolyse*. Et l'on ne voit guère ce qui aurait déterminé cette chromatolyse, si ce n'est l'action même du poison.

Cependant, il est impossible de ne pas faire observer que les lapins III et IV, qui avaient reçu une beaucoup plus forte dose de digitaline, ne montraient aucune altération de leurs cellules nerveuses intracardiaques. Serait-il possible d'expliquer cette discordance par ce fait, explicitement mentionné par Köster et par Goldscheider et Flatau, que les lésions ne sont pas toujours en rapport direct avec l'intensité des phénomènes observés pendant la vie ?

Quant au *nitrate de potasse*, il paraît avoir déterminé chez les lapins III et V des modifications que l'on pourrait considérer comme le premier degré de la chromatolyse : désagrégation des masses chromatiques qui se réduisent en fine poussière.

Néanmoins il nous faut faire observer que si ce n'est que d'une façon tout à fait exceptionnelle que nous avons rencontré dans nos propres préparations de cellules normales des éléments présentant un aspect semblable, il n'en est pas de même de Schmidt, dont la description et la planche se rapprochent beaucoup de celles de nos cellules influencées par le nitrate de potasse. Aurions-nous eu affaire à une simple variété individuelle de cellules normales ?

Il est sage, en tout cas, d'être très prudent dans l'interprétation de ces deux expériences, puisque Nissl, qui depuis une dizaine d'années travaille avec sa méthode, nous affirme que chaque fois qu'il examine des préparations d'animaux normaux d'une espèce qu'il a déjà étudiée, il découvre de nouveaux détails de structure et de nouvelles formes cellulaires.

Nous devons faire observer néanmoins qu'ici l'animal intoxiqué pendant la période de temps la plus prolongée, était aussi celui chez lequel la modification cellulaire dont nous parlons était à son maximum.

Nous nous bornons donc à cette description, aussi correcte que nous avons pu la donner, des cellules ganglionnaires intracardiaques, telles que nous avons pu les observer au moyen de la méthode de Nissl. 1° sur trois lapins sains ; 2° sur neuf lapins dont les uns avaient été intoxiqués par la digitaline, les autres par le nitrate de potasse.

Les recherches ultérieures viendront, sans doute, établir si, pour ce qui est des animaux intoxiqués, les modifications que nous avons observées étaient de simples variations individuelles, ou s'il y a lieu de les considérer comme résultant directement de l'intoxication.

CONCLUSIONS

1. Les cellules sympathiques normales des ganglions du cœur du lapin, traitées d'après la méthode de Nissl, montrent leur substance chromatique disposée sous forme de grosses granulations, de bâtonnets, ou de réseau. Ces masses chromatiques forment, le plus souvent, deux anneaux, l'un périphérique, l'autre périnucléaire.

L'espace qui s'étend entre ces deux anneaux est semé de très nombreuses et très fines granulations chromatiques. Le noyau, unique ou double, excentrique ou central, possède un ou plusieurs nucléoles.

2. Les cellules sympathiques du cœur du lapin intoxiqué par la digitaline ou la digitoxine, se sont présentées avec leur aspect normal et physiologique chez trois lapins intoxiqués respectivement pendant 4, 17 et 31 jours. Chez le quatrième lapin, intoxiqué pendant 7 jours, les cellules présentaient une homogénisation de la zone centrale (intermédiaire aux deux anneaux chromatiques).

3. Les cellules sympathiques du cœur chez les lapins intoxiqués par le nitrate de potasse se sont trouvées normales, chez les deux animaux dont le traitement a duré 3 jours seulement. Pour les trois autres lapins, chez les-

quels l'intoxication a duré 5, 6 et 13 jours, les cellules présentaient des modifications qui ne répondaient, peut-être, qu'à une variété individuelle de la structure normale de la cellule sympathique intracardiaque.

Types de cellules normales

Intoxication lente par le Nitrate de Potasse

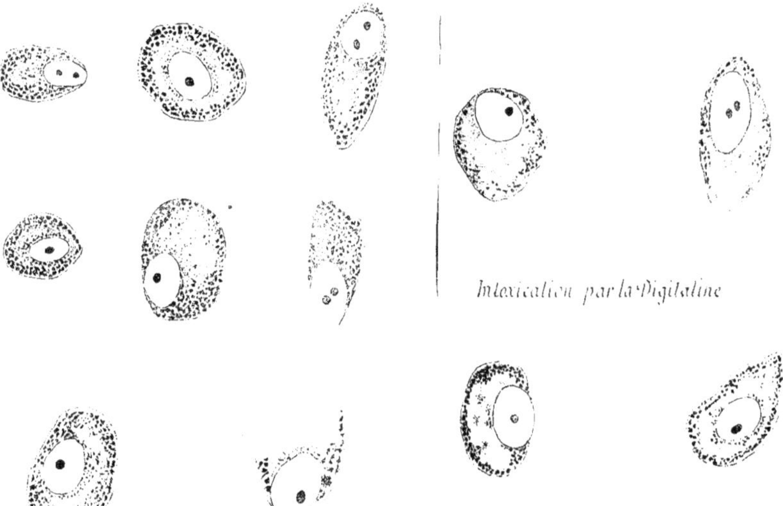

Gro. 90.

A. Mayer del.

BIBLIOGRAPHIE

ANDRISEN. — On sonn of the nerver aspects of the pathology of. Brain, vol. 17. 1894.

APOLANT. — Ueber die sympatischen Ganglienzellen des Nayer. Archiv für mikroscopische Anatomie, Bd., 47, 1896.

ARNSTEIN (cité par Nikita Landovsky). — Ueber die Fortsätze der Nervenzellen in den Herzganglien. Archiv für mikroscopische Anatomie, vol. 29, 1887.

ARNDT. — Untersuchugen über die Ganglienkörper des Nervens sympaticus. Archiv für mikroscopische Anatomie, 1874.

BARBACCI et CAMPACCI. — Sulle lesioni cadaveriche delle cellule nervose. Rivista di Patol. nerv. et ment., vol. II, fasc. 8, 1897.

BENDA. — Ueber die Bedeutung der durch basische Anilinfarben darstellbaren nervenzellstructuren. Neurolog. Centralbl., XIV, p. 759, 1895.

BERKLEY. — Studies on the lesions prodnced by the action of certain poisons on the cortical nervous cell. I Alcohol. Brain, vol. 18, 1895.

RAMON Y CAJAL. — Die Structur des nervösen Protoplasmas. Ref. Neurol. Ctrbl., nº 27, 1897.

Dictionnaire Encyclopédique des Sciences médicales (Dechambre) et autres dictionnaires. Articles : Digitale, cœur, sympathique, etc.

Dehio. — Veränderungen in Ganglienzellen bei Intoxicationen. Allgem. Zeitschr. für Psychiatrie, vol. 52, 1896.

Deutsch u. Konrad. — Ueber die Wirkung einiger Herzgift auf die Herzganglien. Archives internationales de Pharmacodynamie, vol. IV. 1898.

Dexler. — Zur Histologie der Ganglienzellen des Pferdes in normalen Zustande und nach Arsenvergiftung. Ref. Neurol. Centralbl., n° 8, 1877.

Dogiel. — Die Ganglienzellen des Herzens bei verschiedenen Thieren und beim Menschen. Arch. für mikrosc. Anatomie. 1877.

Dogiel. — Zur Frage über den feineren Bau der Herzganglien des Menschen und der Säugenthiere. Arch. für mikroscop. Anatomie. vol. 53, 1898-99.

Döllken. — Ueber die Wirkung des Aluminiums mit besonderer Berücksichtigung der durch das Aluminium verursachten Läsionen in Centralnervensystem. Arch. für exper. Patholog. und Pharmacol., vol. 40. 1898.

Dotto (cité par Tirelli). — Le alterazioni del sistema nervosa nelli avvelenamento cronico da bicluro di mercuro.

Eisenlohr. — Ueber die Nerven- und Ganglienzellen des menschlichen Herzens nebst Bemerkungen zur Pathologischen Anatomie derselben. Th. de München. 1886.

Ewing. — Studies on ganglion celles. Arch. of neurology and psychopathology, vol. I. 1898.

Ewing *a*) Colucci. — Contrib. alla istologia patologica de cel. nerv. in alcune malattie mentale (cité par Ewing).

Ewing *b*) Levi. — Alterazione cadaveriche della cellula nervosa, etc. (cité par Ewing).

François Franck. — Recherches expérimentales et critiques sur l'action cardiaque de la digitale et des digitalines. Bulletin de l'Académie de médecine, 1895.

Gitis. — Mittheilungen zur Anatomie des Nervensystems. I. Beiträge zur vergleichenden Histologie der peripheren Ganglien. Thèse de Berne 1886-87.

Goldscheider u. Flatau. — Normal. und pathol. Anat. der Nervenzellen auf Grund der neueren Forschungen. Berlin, 1898.

Gehuchten, van. — Anatomie fine de la cellule nerveuse. Neurol. Centralbl. nº 19, XII Internationaler medicinisch. Congr. in Moskau.

Guye. — Die Ganglienzellen des Sympathicus beim Kaninchen. Centralbl. für die medicinischen Wissenschaften, nº 56, 1866.

Hayem, G. — Leçons de thérapeutique: les médications. Paris, 1887-94.

Held. — Beiträge zur Structur der Nervenzellen und ihrer Fortsätze. Erste Abhandlung. Arch. für Anatomie und Patholog. Anat. Abth. 1895.

Heymans et Demoor. — Etude de l'innervation du cœur des vertébrés à l'aide de la méthode de Golgi. Mémoire de l'Académie royale de médecine de Belgique. Bruxelles, 1894.

His W., jun. — Die Entwiklung des Herznervensyst. bei Wirbelthieren. Leipzig, 1891.

JACOTTET, G. — Etude sur l'altération des cellules nerveuses de la moelle et des ganglions spinaux dans quelques intoxications expérimentales. Beitr. zur Pathol. Anat., Bd. XXII, p. 443, 1897.

JUSCHTSCHENKO. — Zur Frage über den Bau der sympatischen Knoten bei Säugethieren und Menschen. Arch. für mikroscop. Anatomie, Bd. 49, 1897.

JAQUES. — Recherches sur les nerfs du cœur chez la grenouille et les mammifères. Journal de l'anatomie et de la physiol., 1894.

KAHLDEN. — Tech. der histolog. und patholog. Anat.

KAMENSKI. — Sur le mécanisme de l'action de la digitaline sur le rythme des contractions cardiaques chez les animaux à sang chaud (en russe). N° 47. Wratsch, 1896.

KÖLLIKER. — Der feine Bau und die Funktionen des sympathetischen Nervensystems. Sitzungs-Berichte der Physicalisch-Medicinischen Gesellsch. zu Würzburg, n° 7, 1894.

KONEFF. — Beiträge zur Kenntniss des Nervenzellen in den peripheren Ganglien des Nervensystems. II. Physiol. und mikrochem. Beiträge zur Kenntniss der Nervenzellen in den peripheren Ganglien. Thèse de Berne, 1886-87.

KOTLAREWSKI. — Mittheilungen zur Anatomie. Thèse de Berne, 1886-87.

KÖSTER. — Experimenteller und Pathologisch-Anatomischer Beitrag zur Lehre von der chronischen Schwefelkohlenstoff-Vergiftung. Arch. für Psychiatrie- und Nervenkrankh., nos 32 et 33, 1899.

LAMBERT. — Notes sur les modifications produites par l'excitation électrique dans les cellules nerveuses des ganglions sympathiques. Compte-rendu de la Société de Biologie, n° 31, p. 879-881, 1893.

I. Lenhossek, v., M. — Centrosom und Sphäre in den Spinalganglienzellen des Frosches. Sitzungsber. des Physic.- und- Medic. Gesellsch. zu Würzburg, p. 79, 1895.

II. Lenhossek, v., M. — Der feine Bau des Nervensystems in Licht neusten Forschungen. Berlin, zweite Ausgabe, 1895.

III. Lenhossek, v., M. — Beiträge zur Histologie des Nervensystems in der Sinnenorganen, 1894. — Ueber das Ganglien sphenopalatinum und den Bau der sympatischen Ganglien.

IV. Lenhossek, v., M. — Ueber den Bau der Spinalganglienzellen des Menschen. Arch. für Psychiatrie und Nervenkrank., 1897.

Lugaro. — Sulle alterazioni degli elementi nervosi negli avvelenamenti per arsenico e per plombo. Rivista di Patol. nerv. e ment., 1897.

Mann. — Histological changes induced in Sympathetic motor and sensory nerve cell. by functional activity. Jurnal of Anat. et Physiol., XXIX, vol. IX, pt I. Oct., 1897.

Manquat. — Traité élémentaire de thérapeutique, Paris, 1898.

Marinesco. — Nouvelles recherches sur la structure fine de la cellule nerveuse et sur les lésions produites par certaines intoxications. Presse médicale, n° 49, 1897.

Neppi. — Sulle alterazioni cadaveriche delle cellule nervose rilevabili col. metodo di Nissl. Rivista di Patologia nerv. e ment., vol. II, p. 152, 1897.

I. Nissl. — Ueber experimentell erzeugte Veränderungen in den Vorderhornzellen des Rückenmark's bei Kaninchen. Allgem. Zeitschr. für Psychiatrie, 1892.

II. Nissl. — Ueber die Nomenklatur in den Nervenzellen. Anatomie und ihre nächste Ziele. Neurol. Centralbl., 1895.

III. Nissl. — Ueber Rosin's neue Farbemethode des Gesammten Nervensystems und dessen Bemerkungen über Ganglienzellen. Neurolog. Centralbl., 1894.

IV. Nissl. — Ueber einige Beziehungen zwischen Nervenzellenerkrankungen und gliosen Erscheinungen bei verschiedenen Psychos. Arch. für Psychiatrie und Nervenkr., 1899.

V. Nissl. — Der gegenwärtige Stand der Nervenzellen. Anatomie und Pathologie. Centralbl. für Nervenheilkunde und Psychiatrie, 1895.

Nageotte et Etlinger. — Lésions de la cellule nerveuse dans les diverses intoxications ; leur rôle pathologique. Compte-rendu de la Société biologique, 1898.

Nothnagel u. Rossbach. — Handbuch der Arzneimittellehre. Zweite Ausgabe, 1874.

Ott. — Jahresberichte über die Fortschritte der Anatomie und Physiologie. Ref. 1882. *a*) Lancereaux. Winogradoff.

Pandi. — Ueber die Veränderung des Centr. Nervensystems, nach chronisch. Vergiftung mit Brom, Cocaïn, Nicotine, Antipyrine. Neurol. Centralbl. ref., nº 24, 1894.

Philippe et Gottard. — Altérations polymorphes des cellules

radiculaires de la moelle dans deux cas de polynévrite alcoolique à marche subaiguë. Compte-rendu de la Société de Biologie, 1898.

PUTJATIN. — Virchov's Archiv.. Bd., LXXIV.

I. RANVIER. — Traité technique d'histologie. Paris, 1875.

II. RANVIER. — Leçons d'anatomie générale. Paris, 1880.

REMAK. — Neurologische Erläuterungen. Arch. für Anat. und Physiologie (Müller's Archiv), 1844.

RETZIUS. — Ueber den Typhus der sympatischen Ganglienzellen, etc. Biologische Untersuchungen. Neue Folge III, Stokholm, 1892.

ROMBERG. – Erkrankungen der Herzganglien bei Typhus, Scharl. und Dipht. Deutsche Arch. für Clinische Med., nº 48, 1893.

ROSSI, E. — Alterazioni minime degli elementi nervosi dell' avvelenamenti per fosfora. Rivista di Patologia nervosa et ment., 2, p. 535, 1897.

SALA, L. — Sur la fine anatomie des ganglions du sympathique. Arch. Ital. de Biolog., XVIII, p. 436, 1892.

SCHAFFER, K. — Ueber Veränderungen der Nervenzellen bei experimentellen chronischen Bleiarsen- und Antimon-Vergiftung. Neurol. Centralbl. nº 4, 1894.

SCHMIDT. — Ueber Veränderungen der Herzganglien durch Cloroformnarkose. Zeitschrift für Biologie, vol. 37, 1899.

SCHMIEDEBERG. — Beiträge zur Kenntnisse der Pharmakologischen Gruppe des Digitalins. Arch. für experimentelle Pathologie und Pharmakologie, Bd. 16, 1883.

SCHWALBE. — Ueber den Bau der Spinalganglien nebst Bemerkungen über die sympatischen Ganglienzellen. Arch. für mikroscop. Anat., Bd. 4, 1868.

SCHWARZ. — La position des cellules ganglionnaires du cœur des mammifères. Medicinskoje Obosrenie (russe), 1898.

STATKEVITSCH. — Ueber Veränderungen des Muskels- und Drusengewebes ; so wie der Herzganglien beim Hungern. Arch. für experim. Pathol. und Pharmakol., 1894, Bd.

STEWART. — Influence of acute alcohol poisoning on nerve cell. Journal of experimental Medicio, 1886.

TIRELLI. — Sur l'anatomie pathologique des éléments nerveux dans l'empoisonnement aigu par le sublimé. Arch. Ital. de Biologie, p. 230, 1896, XXVI.

USKOW. —

Virchow's Archiv., Bd., XCI.

VAS, F. — Zur Kenntnisse des chronischen Nikotin und Alkoholvergiftung. Arch. für experiment. Pathol. und Pharmak., Bd. XXX, p. 141, 1893-4.

VAS, F. — Studien über den Bau der Chromatin in den symp. Ganglienzellen. Arch. für mikroscop. Anatomie, 40, p. 375.

VIGNAL. — Recherches sur l'appareil ganglionnaire du cœur des vertébrés. Arch. de Physiol. norm. et patholog., vol. 8, 1881. (Schklarewski cité par Vignal).

WASSILIEFF. — Ueber die Veränderungen des Gehirns und der Herzganglien bei der Lysse (rage). Centralbl. für die medic. Wissenschaft, n° 36, 1876.

WINOGRADOFF. — Les modifications anatomo-patholog. du ganglion nerveux automatique du cœur dans la syphilis héréditaire chez les nourrissons (en russe). Medicinskoje Obossrenije, IX. 1899.

www.ingramcontent.com/pod-product-compliance
Lightning Source LLC
LaVergne TN
LVHW020039170826
845678LV00001B/327

9782329688664